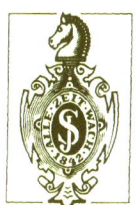

Fachschwester
Fachpfleger

Operative Medizin

Herausgegeben von
G. Gille · Essen   B. Horisberger · St. Gallen
B. Kaltwasser · Duisburg   K. Junghanns · Heidelberg
R. Plaue · Mannheim

J. Hamer Ch. Dosch

Neurochirurgische Operationen

Weiterbildung

Mit einem Geleitwort von K. Junghanns

Mit 80 Abbildungen

Springer-Verlag
Berlin Heidelberg New York 1978

Priv.-Doz. Dr. med. Jürgen Hamer
Oberarzt der Neurochirurgischen Abteilung
des Chirurgischen Zentrums der Universität
Im Neuenheimer Feld 110
6900 Heidelberg 1

Frau Christa Dosch
Leitende Operationsschwester der
Neurochirurgischen Operationsabteilung
Im Neuenheimer Feld 110
6900 Heidelberg 1

ISBN-13: 978-3-540-08631-4   e-ISBN-13: 978-3-642-66879-1
DOI: 10.1007/978-3-642-66879-1

Library of Congress Cataloging in Publication Data. Hamer, Jürgen, 1941–. Neurochirurgische Operationen. (Fachschwester, Fachpfleger: Operative Medizin). Includes index. 1. Nervous system–Surgery. 2. Neurological nursing. 3. Operating room nursing. I. Dosch, Christa, 1934–, joint author. II. Title. III. Series. RD593.H34   617'.48   78-1533

Das Werk ist urheberrechtlich geschützt. Die dadurch begründeten Rechte, insbesondere die der Übersetzung, des Nachdruckes, der Entnahme von Abbildungen, der Funksendung, der Wiedergabe auf photomechanischem oder ähnlichem Wege und der Speicherung in Datenverarbeitungsanlagen bleiben, auch bei nur auszugsweiser Verwertung, vorbehalten.
Bei Vervielfältigung für gewerbliche Zwecke ist gemäß § 54 UrhG eine Vergütung an den Verlag zu zahlen, deren Höhe mit dem Verlag zu vereinbaren ist.
© by Springer-Verlag Berlin · Heidelberg 1978.

Die Wiedergabe von Gebrauchsnamen, Handelsnamen, Warenbezeichnungen usw. in diesem Werk berechtigt auch ohne besondere Kennzeichnung nicht zu der Annahme, daß solche Namen im Sinne der Warenzeichen- und Markenschutz-Gesetzgebung als frei zu betrachten wären und daher von jedermann benutzt werden dürften.
Zeichnungen: R. Gattung-Petith und A. R. Gattung-Petith.
Satz, Druck und Bindearbeiten: Oscar Brandstetter Druckerei KG, Wiesbaden
2127/3140-543210

Geleitwort

Fortschritte in der Entwicklung der Medizin erfordern eine immer weitergehende Spezialisierung, die nicht nur Ärzte, sondern in zunehmendem Maße auch das Krankenpflegepersonal erfaßt. Durch das Angebot individueller Weiterbildungskurse für Krankenpflegepersonal in der Anästhesie und in der Intensivpflege, in der Psychiatrie und in der Gemeindekrankenpflege wird dieser Tatsache bereits Rechnung getragen.
Für die operative Medizin liegt inzwischen ebenfalls ein Weiterbildungsentwurf vor, der an einigen Kliniken bereits in die Praxis umgesetzt wird.
Eine steigende Vielfalt der Untersuchungs- und Behandlungsmethoden macht es für die in operativen Fächern tätigen Pflegekräfte unumgänglich, sich Spezialkenntnisse nach Abschluß der Grundausbildung zu erwerben. Die verwendeten Apparate, Instrumente und Materialien haben in den letzten Jahren eine derartige Vielfalt und einen so hohen Entwicklungsstand erreicht, daß man sie nur nach intensivem Studium richtig benutzen kann.
Die vorliegende neue Reihe: Fachschwester – Fachpfleger, Operative Medizin, wendet sich an Krankenschwestern und Krankenpfleger, die sich nach dem Ende der Grundausbildung in einem Fachgebiet Spezialkenntnisse aneignen oder ihr Wissen vertiefen wollen. Die einzelnen Bände bieten gleichzeitig die Möglichkeit, in Vergessenheit geratene Kenntnisse aufzufrischen und zu erweitern.
Die Herausgeber legen Wert darauf, daß an jedem Band, ebenso wie im Herausgebergremium, praktisch und theoretisch tätige Schwestern und Pfleger mitarbeiten, damit den Erfordernissen der täglichen Praxis Rechnung getragen wird. Nur unter Einbeziehung aller in den jeweiligen Bereichen Tätigen ist es möglich, ein praxisgerechtes Werk zu schaffen, das dem Benutzer eine schnelle und doch umfassende Information gibt.
Geplant und in Vorbereitung sind in Fortsetzung dieses Werkes jeweils ein Band für den Operations- und Pflegebereich in der allgemeinen Chirurgie, Herz- und Gefäßchirurgie, Thoraxchirurgie, Urologie, Kinderchirurgie und Unfallchirurgie. Weitere Bände über die allgemeine Pflege in der Operativen Medizin und über Verbrennungen werden ebenso vorbereitet wie für Orthopädie, Ophthalmologie, Gynäkologie, Hals-Nasen-Ohrenheilkunde, Zahnheilkunde und Proktologie.
Es soll durch diese Reihe nicht der zunehmenden Spezialisierung Vorschub geleistet werden, aber die einzelnen Bände sollen den Interessierten das notwendige Wissen in den verschiedenen Gebieten in übersichtlicher Form nahebringen.
Als erster Band ist jetzt die Neurochirurgie für Krankenschwestern und Krankenpfleger im Operationsbereich erschienen, der nach Meinung der Herausgeber den Erfordernissen der Weiterbildung für Operationsschwestern und -pfleger, die sich mit dem Gebiet der Neurochirurgie auseinander-

setzen müssen, in ausgezeichneter Weise Rechnung trägt. Er zeigt beispielhaft, wie es durch die Zusammenarbeit zwischen dem Operateur und den Schwestern gelungen ist, diese schwierigen Operationen in einer einfachen Art praktisch darzustellen und besonders auch die notwendigen Instrumente dafür vorzubereiten und die Spezialgeräte kennenzulernen.

Heidelberg, März 1978   K. Junghanns
                                           Federführender Herausgeber

Vorwort

Neurochirurgische Operationen erfordern eine besonders enge Kooperation von Operateur und instrumentierender Schwester. Darüber hinaus verlangen die mikro-chirurgischen Eingriffe unter dem Operationsmikroskop von der Operationsschwester Geduld und Verständnis und schließlich auch Sorgfalt in der Pflege der Instrumente. Verständnis und reibungslose Zusammenarbeit werden umso eher zu erwarten sein, je besser die Operationsschwester das Ziel des geplanten Eingriffes kennt und mit den wesentlichen Schritten im Ablauf der neurochirurgischen Operation und mit dem dazu notwendigen Instrumentarium vertraut ist.

Das Ziel dieses Buches ist das Interesse und Verständnis für neurochirurgische Operationen zu wecken und die tägliche Arbeit der Operationsschwester im Operationssaal zu erleichtern. In diesem Buch werden alle wichtigen offenen und perkutanen neurochirurgischen Eingriffe beschrieben, wobei den einzelnen Darstellungen eine einheitliche übersichtliche Gliederung zu Grunde gelegt wurde: Nach einer kurzen einführenden *Darlegung* des pathologischen und klinischen Befundes wird das *Operationsziel* erläutert. Es folgt die *Operationstechnik* mit der Beschreibung der wichtigsten Operationsschritte und schließt mit dem für die jeweilige Operation notwendigen *Instrumentarium*. Die Maßbezeichnungen für das Nahtmaterial wurden nach den USP- bzw. nach den EP (metric)-Standards angegeben. Die im einzelnen aufgeführten Instrumentenkataloge sollen als Standardvorschlag verstanden werden, der selbstverständlich – je nach Operateur und Klinik – individuelle Variationen erlaubt. Besonders hervorzuheben seien die Schädel- und Wirbelsäulen-Operationen und Eingriffe am peripheren Nervensystem, die auch außerhalb der speziellen neurochirurgischen Kliniken vom Allgemeinchirurgen oder Traumatologen vorgenommen werden, wie zum Beispiel die operativen Maßnahmen bei Schädelhirnverletzungen, bei Bandscheibenvorfällen und schließlich die Rekonstruktion verletzter Nerven.

Dieses Buch ist aus einer langjährigen vertrauensvollen Zusammenarbeit des Operateurs mit seiner Operationsschwester hervorgegangen. Es dokumentiert die Bedeutung und Notwendigkeit der Fachschwester, auch im neurochirurgischen Operationssaal. Die Autoren hoffen, daß ihr Buch zur Förderung der erfolgreichen Kooperation von Chirurg und Operationsschwester beiträgt.

Besonderer Dank gebührt Frau und Herrn Gattung-Petith, die unsere Operationsskizzen mit viel Geduld, Sorgfalt und Einfühlungsvermögen auf so anschauliche Weise umgezeichnet haben.

Heidelberg, März 1978
                     Jürgen Hamer
                              Christa Dosch

Inhaltsverzeichnis

1.	**Neurochirurgische Instrumente**	1
1.1.	Das Kraniotomie-Sieb	1
1.2.	Das Laminektomie-Sieb	4
2.	**Spezielle Neurochirurgische Instrumente**	6
2.1.	Das Operationsmikroskop	6
2.2.	Der bipolare Koagulator	7
2.3.	Das Thermokoagulationsgerät	8
2.4.	Die Bohranlage für Eingriffe am Schädel und an der Wirbelsäule	9
3.	**Neurochirurgisch-Diagnostische Eingriffe**	11
3.1.	Die Ventrikulographie	11
3.2.	Die Darstellung der Hirngefäße (zerebrale Angiographie)	12
3.3.	Die Darstellung des Wirbelsäulenkanals und des Rückenmarks (Myelographie)	12
4.	**Neurochirurgische Operationen**	14
4.1.	Operationen am Schädel und Gehirn. Die Kraniotomie	14
4.1.1.	Eingriffe bei Schädel-Hirnverletzungen	21
4.1.1.1.	Impressionsfrakturen des Schädels	21
4.1.1.2.	Wachsende Fraktur	22
4.1.1.3.	Offene Schädel-Hirnverletzung	23
4.1.1.4.	Fronto-basale Fraktur (nasale Liquorfistel)	23
4.1.1.5.	Epiduralhämatom	24
4.1.1.6.	Subduralhämatom	24
4.1.1.7.	Karotis-Sinus kavernosus-Fistel	25
4.1.2.	Eingriffe bei Tumoren des Schädels	26
4.1.2.1.	Schädeldachtumoren	26
4.1.3.	Eingriffe bei Hirntumoren	27
4.1.3.1.	Supratentorielle Geschwülste	27
4.1.3.2.	Infratentorielle Geschwülste	34
4.1.3.3.	Hirnabszeß	36
4.1.4.	Eingriffe bei spontanen intrazerebralen Blutungen	36
4.1.4.1.	Intrazerebrale Massenblutungen	37
4.1.4.2.	Aneurysma	37
4.1.4.3.	Angiom	39
4.1.5.	Offene Eingriffe bei der Trigeminusneuralgie	40
4.2.	Operationen am Wirbelsäulenkanal, am Rückenmark und an den Spinalwurzeln. Die Laminektomie	41

4.2.1.	Eingriffe bei Spinaltumoren	45
4.2.2.	Eingriffe bei lumbalen Bandscheibenvorfällen	47
4.2.3.	Eingriffe bei zervikalen Bandscheibenvorfällen	50
4.2.4.	Eingriffe bei Wirbelfrakturen	56
4.3.	Operationen an peripheren Nerven	58
4.3.1.	Dekompression beim Karpaltunnel-Syndrom	58
4.3.2.	Die Ulnarisverlagerung	59
4.3.3.	Die Nervennaht	60
4.4.	Spezielle kinderneurochirurgische Operationen	63
4.4.1.	Liquorableitende Operationen beim Hydrozephalus	63
4.4.2.	Plastische Deckung bei der Spina bifida cystica (Myelomeningocele)	65
4.4.3.	Entlastungstrepanation bei der Kraniostenose	67
4.5.	Perkutane Eingriffe	68
4.5.1.	Die Thermokoagulation bei der Trigeminusneuralgie	68
4.5.2.	Die perkutane Chordotomie	69
4.5.3.	Die perkutane Hypophysen-Punktion und Radio-Isotopen-Implantation	71
5.	**Literatur**	73
6.	**Sachverzeichnis**	75

1. Neurochirurgische Instrumente

Das neurochirurgische *Basis-Instrumentarium* besteht grundsätzlich aus zwei verschiedenen Instrumenten-Sieben:
einem Kraniotomie-Sieb für die Eingriffe am Schädel und Gehirn
und
einem Laminektomie-Sieb für Operationen an der Wirbelsäule, dem Rückenmark und den Spinalnerven.

Die wichtigsten Instrumente sind in den Abb. 1.1 bis 1.6 und 2.1 bis 2.4 dargestellt. Es wurde darauf verzichtet, die aus der allgemeinen Chirurgie bekannten Instrumente (Klemmen, Scheren, Nadelhalter usw.), die auch auf ein neurochirurgisches Sieb gehören, hier anzugeben. Spezielle neurochirurgische Instrumente, wie zum Beispiel das Cloward-Besteck und die Mikro-Instrumente sowie das jeweils notwendige Nahtmaterial, sind bei den einzelnen Operationen aufgeführt und abgebildet.

1.1. Das Kraniotomie-Sieb

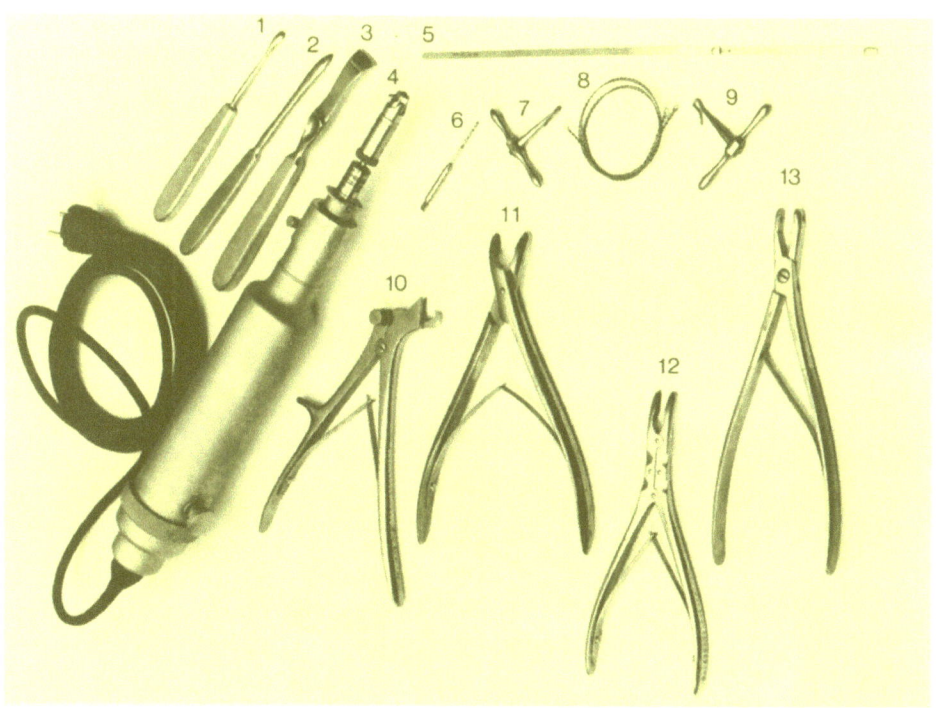

Abb. 1.1. *Kraniotomie*. 1. Rippenraspatorium; 2. Elevatorium; 3. Raspatorium; 4. Bohrer mit Kabel und Schädeltrepan; 5. Führungssonde für Gigli-Säge nach DeMartel; 6. Spiralbohrer; 7.–9. Handgriffe mit Gigli-Sägen; 10. Dalgreen-Zange; 11. u. 12. Hohlmeißelzangen nach Zaufal-Jansen; 13. Duraschutz-Zange (Lochzange)

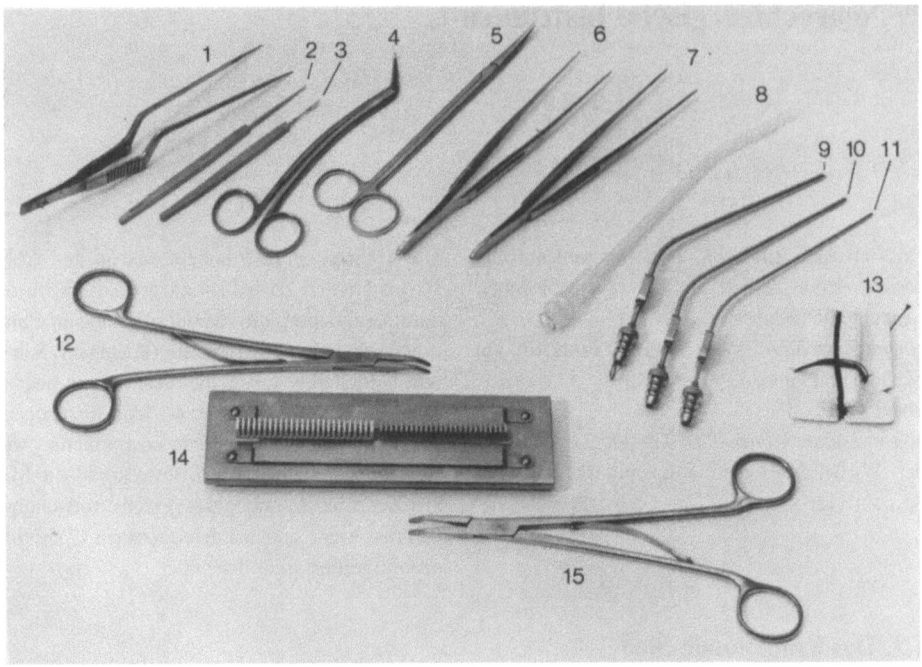

Abb. 1.2. *Kraniotomie*. 1. anatomische Bajonett-Pinzette; 2. Durahäkchen; 3. Duramesser; 4. Durachere nach Schmieden-Taylor; 5. Präparier-Schere nach Metzenbaum; 6. chirurgische Pinzette, fein (Dura-Pinzette); 7. anatomische Pinzette, fein; 8. Glas-Saugröhrchen; 9.–11. Metall-Saugröhrchen, Fig. 10, 8 und 6; 12. Hämo-Klipphalter für Mikro-Klipps; 13. Hirnwatte; 14. Hämo-Klippbank; 15. Hämo-Klipphalter für Medium-Klipps

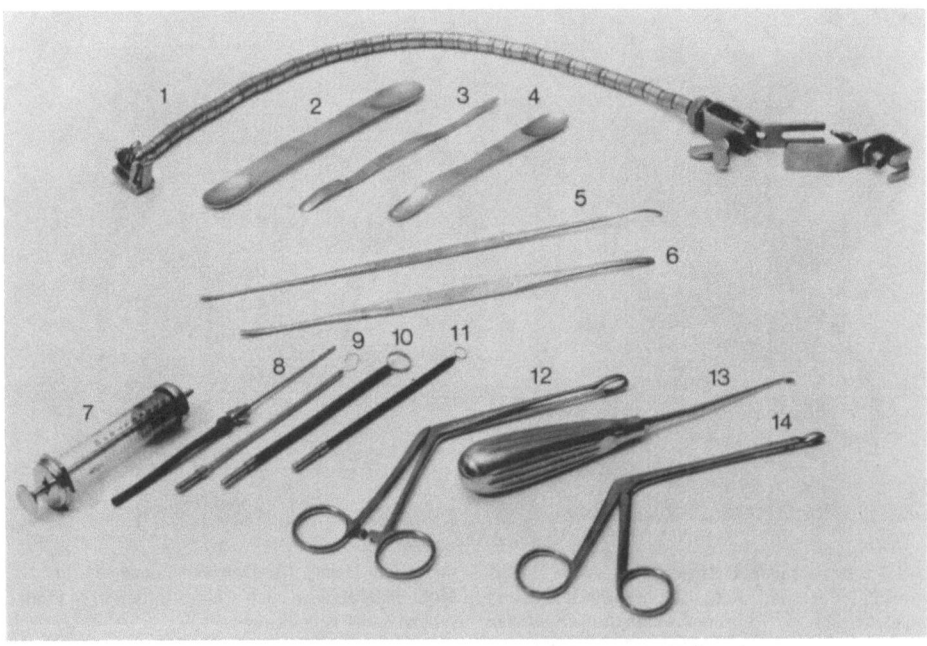

Das Kraniotomie-Sieb

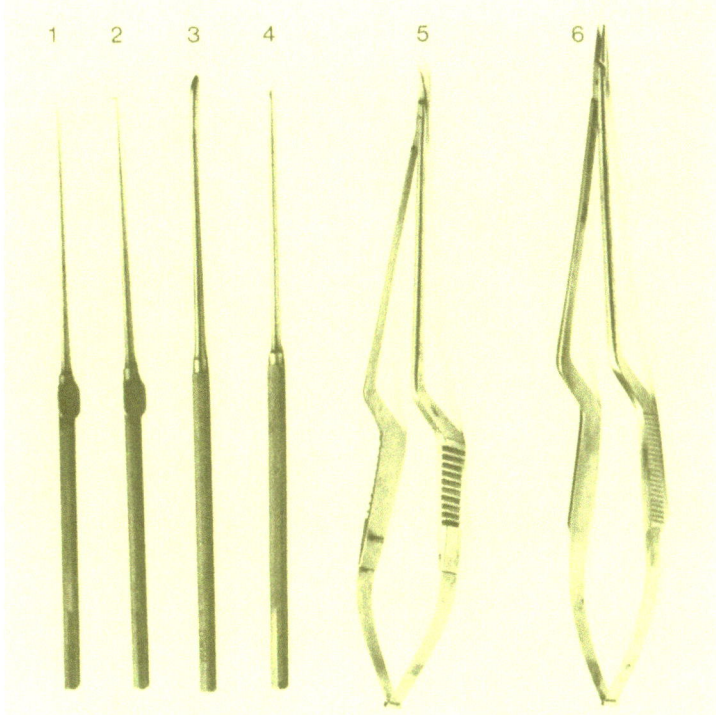

Abb. 1.4. *Kraniotomie* (Mikro-Instrumente). 1. Nerv- oder Gefäßhäkchen nach Krayenbühl (ohne Knopf); 2. Nerv- oder Gefäßhäkchen nach Krayenbühl (mit Knopf); 3. Raspatorium nach Yasargil; 4. Knopf-Sonde nach Jakobson; 5. Mikro-Schere nach Yasargil; 6. Mikro-Nadelhalter nach Yasargil

◄ Abb. 1.3. *Kraniotomie*. 1. Leyla-Retraktor nach Yasargil (selbsthaltender Hirnspatelhalter), Fixiervorrichtung für einen Spannarm; 2. großer Hirnspatel, flexibel; 3. kleiner Hirnspatel, flexibel; 4. mittlerer Hirnspatel, flexibel; 5. schmaler Dissektor nach Tönnis; 6. breiter Dissektor nach Tönnis; 7. 10 ccm-Spritze, Rekordansatz; 8. Cushing-Kanüle; 9.–11. drei verschiedene elektrische Schlingen; 12. Tumor-Faßzange nach Tönnis, mittlere Größe; 13. scharfer Löffel nach Daubenspeck, Fig. 0; 14. Rongeur nach Weil-Blakesley

1.2. Das Laminektomie-Sieb

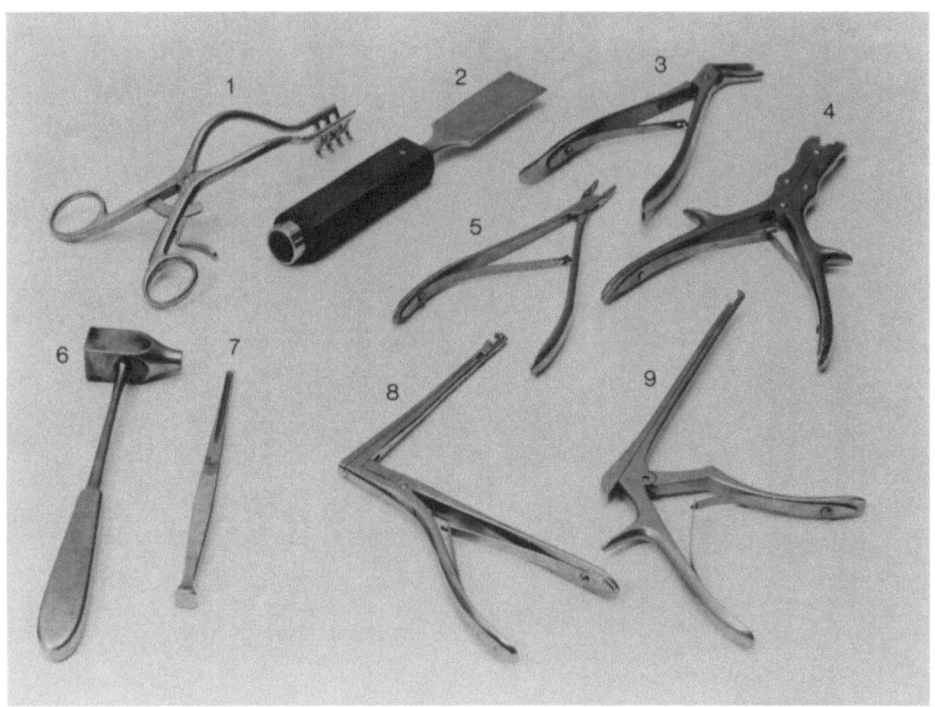

Abb. 1.5. *Laminektomie*. 1. Wundspreizer; 2. Spezial-Meißel; 3. Hohlmeißel-Zange, abgewinkelt; 4. Hohlmeißel-Zange nach Luer-Stille; 5. Hohlmeißel-Zange nach Janson; 6. Metall-Hammer; 7. Hohlmeißel; 8. Laminektomie-Stanze nach Hajek-Kofler; 9. Laminektomie-Stanze nach Smith-Kerrison

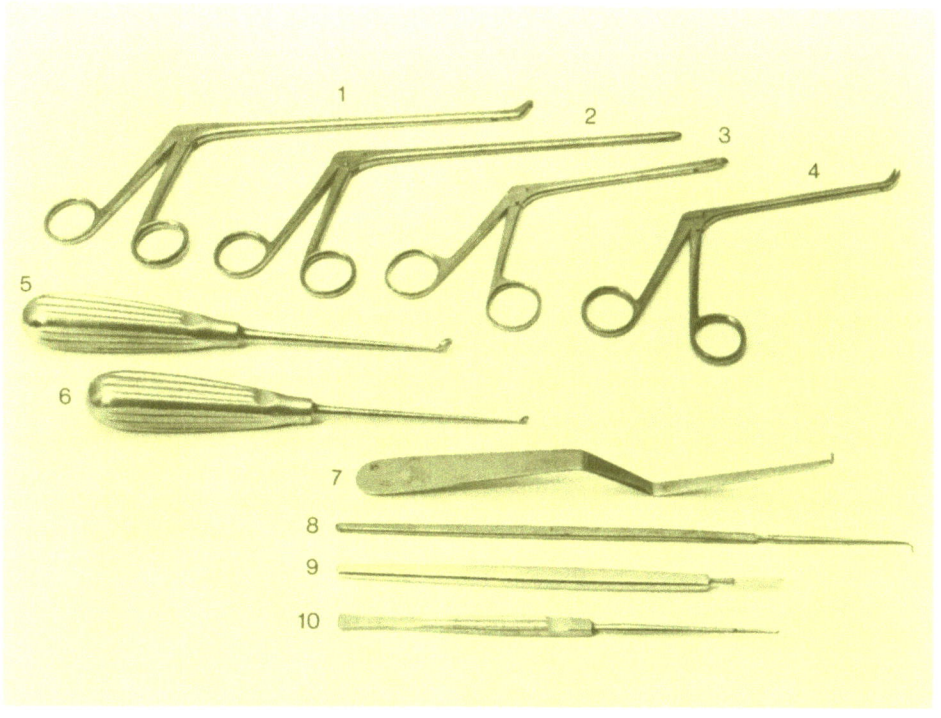

Abb. 1.6. *Laminektomie.* 1. Rongeur nach Gruenwald, abgewinkelt; 2. Rongeur nach Love-Gruenwald; 3. u. 4. Rongeur nach Weil-Blakesley, gerade und abgewinkelt; 5. u. 6. scharfe Löffel nach Daubenspeck, Fig. 1 und 00; 7. Nervenwurzel-Haken nach Love; 8. Nerv- oder Gefäßhäkchen; 9. Stilett; 10. Sichelmesser

2. Spezielle Neurochirurgische Instrumente

2.1. Das Operationsmikroskop

Das Operationsmikroskop (Abb. 2.1) ist die unerläßliche Voraussetzung für die moderne mikroneurochirurgische Operationstechnik. Es erfüllt in idealer Weise zwei entscheidende Aufgaben:
1. Das Operationsfeld wird optimal ausgeleuchtet.
2. Das freigelegte Operationsgebiet wird übersichtlich für die Augen des Operateurs vergrößert. Dies ermöglicht die Sichtbarmachung und Detailerkennung wichtiger Strukturen des Zentralnervensystems, die bei den operativen Manipulationen unter keinen Umständen verletzt werden dürfen.

Der Einsatz des Operationsmikroskopes setzt selbstverständlich eine adäquate Ausrüstung mit mikro-neurochirurgischen Instrumenten voraus. Für den mikro-neurochirurgisch arbeitenden Operateur bilden daher Operations-Mikroskop und mikro-neurochirurgisches Instrumentarium eine unzertrennliche Einheit.

Das Operationsmikroskop ist entweder auf einem Motorstativ montiert oder an einem

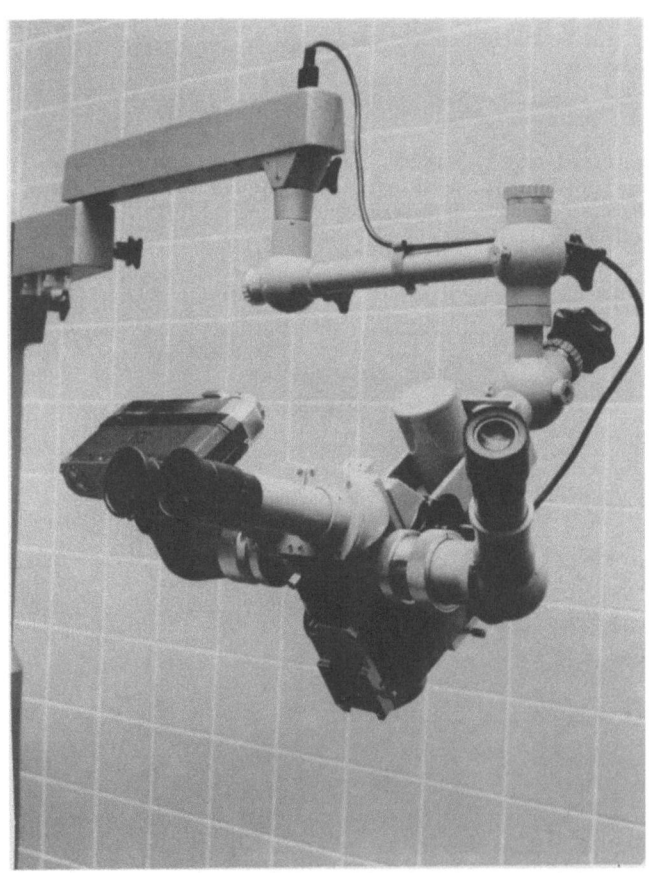

Abb. 2.1. Operationsmikroskop mit Fotoapparat und Mitbeobachter-Tubus

Deckenstativ aufgehängt. In beiden Fällen ist mittels einer Motorschaltung die Höhenverstellung des Mikroskops möglich. Ein Fotoadapter und eine Fernsehkamera ermöglichen die fotographische Dokumentation bzw. die Übertragung der mikro-neurochirurgischen Operation auf Telemonitorgeräte im Operationstrakt.

Das Operationsmikroskop muß selbstverständlich steril abgedeckt werden, um eine infektiöse Kontamination des Operationsfeldes zu vermeiden. Hierzu dienen im einschlägigen medizinischen Fachhandel erhältliche, aus Stoff oder aus Plastikhüllen gefertigte Trikot-Säcke, die über das Mikroskop und die Beobachtertubi gestülpt werden.

Der Einsatz des Operationsmikroskopes ist zumindest für folgende Operationen *unbedingt* erforderlich:

— Aneurysmen und Angiome der Hirngefäße
— Hypophysentumoren und andere basale sellanahe raumfordernde Prozesse, wie zum Beispiel das sogenannte Keilbeinmeningeom und das Kraniopharyngeom
— Kleinhirnbrückenwinkel-Tumoren (Akustikusneurinom)
— Kleinhirntumoren, besonders Tumoren im IV. Ventrikel
— Rückenmarkstumoren und -angiome
— Nervennähte und Neurolysen.

Je nach Einstellung zur Mikro-Neurochirurgie und je nach Geschick des Operateurs kann das Operationsmikroskop aber auch mit großem Vorteil bei anderen neurochirurgischen Operationen, wie zum Beispiel bei Bandscheibenprolapsen und bei Duraplastiken an der Schädelbasis nach Schädelhirnverletzungen eingesetzt werden.

2.2. Der bipolare Koagulator

Der bipolare Koagulator (Abb. 2.2) ist ein wichtiger unverzichtbarer Bestandteil der mikro-neurochirurgischen Operationsausrüstung. Während die üblicherweise verwendeten Diathermie-Geräte mit unipolarer Strompinzette lediglich eine grobe Gewebskoagulation möglich machen, führt die bipolare Koagulation zu einer feinen umschriebenen Verschorfung, die auf den sehr kleinen Bereich zwischen den beiden Innenflächen der Pinzettenspitze beschränkt bleibt. Schon die von den Außenflächen der Pinzettenspitze berührten Gewebsschichten werden nicht mehr von der Koagulation betroffen. Dieses

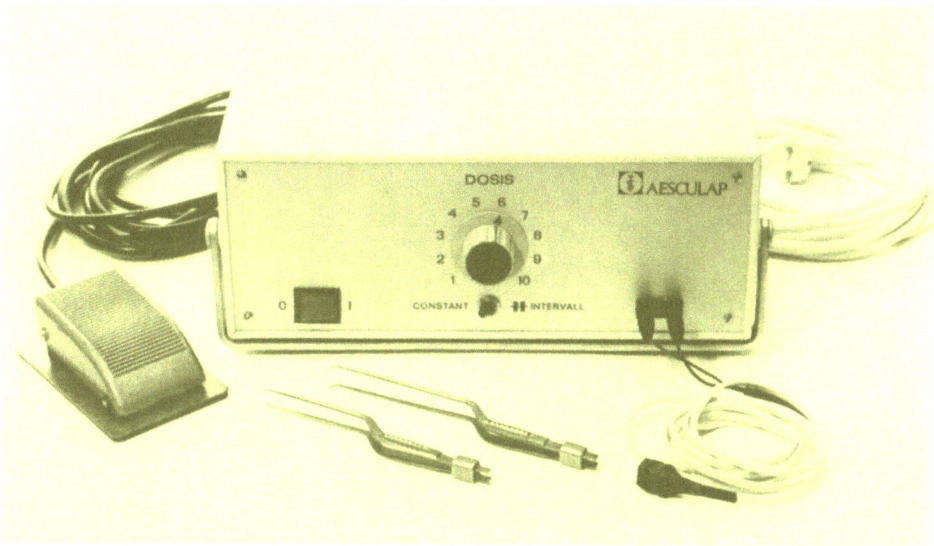

Abb. 2.2. Bipolarer Koagulator mit Anschlußkabel, Fußschalter und zwei Pinzetten, gerade und abgewinkelt

subtile Koagulationsverfahren ist unerläßlich für eine mikro-neurochirurgische Präparation im Bereich lebenswichtiger Gewebsschichten des Gehirns und Rückenmarkes. Der bipolare Koagulator besteht aus dem eigentlichen Stromgenerator, der sich stufenweise regulieren läßt (bei dem Aeskulap-Modell gewöhnlich Einstellung bei Marke „6"), aus geraden bzw. bajonettförmig gebogenen Strompinzetten, aus einem dampfsterilisierbaren Koagulationskabel, einer explosionsgeschützten Pedalschaltung und aus entsprechenden Netzanschlußkabeln. Die Strompinzetten, deren Branchen bis auf die Innenflächen der Spitzen gegeneinander isoliert sind, sind *bipolar* mit dem Koagulator verbunden. Die Koagulation erfolgt nur zwischen den Spitzen der Pinzettenbranchen.

2.3. Das Thermokoagulationsgerät

Das Thermokoagulationsgerät, wie es zum Beispiel im Modell RFG5 („Radio Frequency Lesion Generator" der Firma Radionics) dem Neurochirurgen zur Verfügung steht, dient der perkutanen thermo-kontrollierten Ausschaltung („Thermokoagulation") von Trigeminusfasern an der Schädelbasis im Rahmen der Trigeminusneuralgie und der perkutanen Chordotomie in der neurochirurgischen Schmerzbehandlung. Das Koagulationsgerät ermöglicht die kontrollierte elektrische Stimulation (Reizung) und schließlich die Koagulation (Ausschaltung) von Hirnnervenfasern und Schmerzbahnen im Rückenmark. Zu dem Gerät, das den eigentlichen Stromgenerator darstellt, gehört eine Stahlkassette mit Elektroden und Kanülen. Für die Thermokoagulation des Ganglion Gasseri bei der Trigeminusneuralgie ist die Kassette mit folgenden Instrumenten bestückt (Abb. 2.3):
— einem Stilett
— tephlon-isolierte Kanülen mit in ihrer Länge variierenden exponierten Spitzen (2, 5, 7 und 10 mm)
— einer in einer Metallhülse gesondert aufbewahrten Thermo-Sonde (temperaturkontrol-

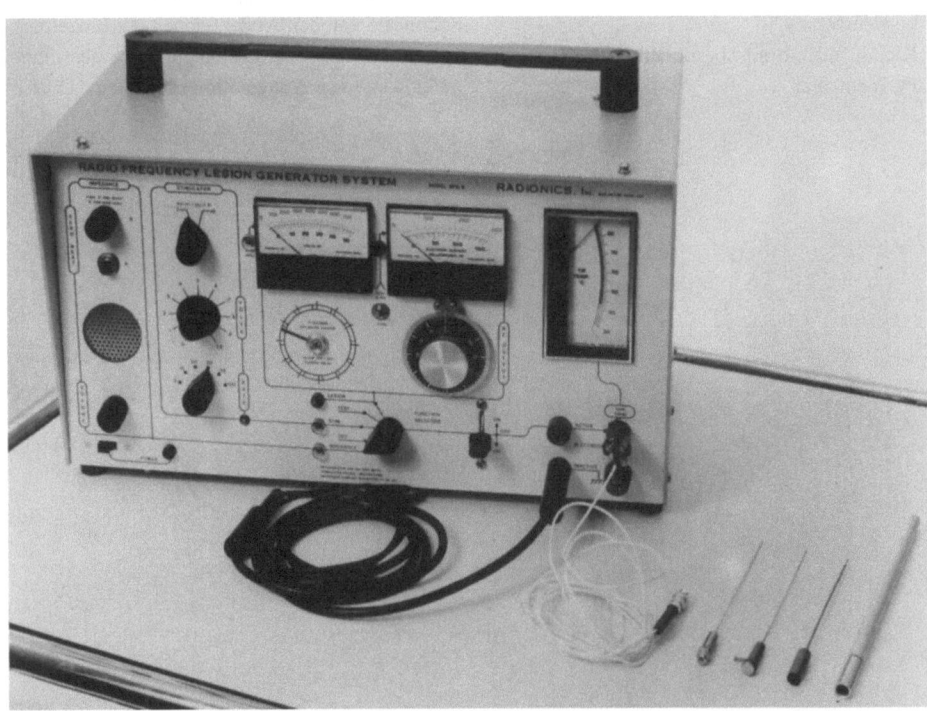

Abb. 2.3. Thermokoagulator mit Anschlußkabeln und Thermo-Sonde, Stilett, Punktionskanüle und Metallhülse für die Sonde

lierende Elektrode) und
— einer indifferenten Elektrode.

Auch für die perkutane Chordotomie gibt es spezielle Elektroden, die in einer Metallbox aufbewahrt werden. Stilett, Kanülen und Elektroden werden, wie auch die entsprechenden Anschlußkabel, nur *gassterilisiert*.

Der genaue Ablauf der Thermokoagulation bei der Trigeminusneuralgie und der perkutanen Chordotomie werden in den Kap. 4.5.1. und 4.5.2. ausführlich beschrieben.

2.4. Die Bohranlage für Eingriffe am Schädel und an der Wirbelsäule

Für bestimmte *feine* Bohrmanöver an der Schädelbasis und am Wirbelsäulenkanal braucht der Neurochirurg unbedingt einen hochtourigen, "griffigen" Handbohrer. Besonders geeignet hierfür sind der Stryker-Druckluftbohrer ("Roto-Osteotome"), bzw. der auch in der Zahnmedizin gebräuchliche Ritter-Kerr-Bohrer. Die Bohranlage besteht prinzipiell aus:
— einem geraden oder abgewinkelten Handgriff
— einem Bohrkopf bzw. aus einer Serie von verschieden feinen Stahl- und Diamant-Bohrnadeln
— einem Fußschalter, der eine stufenlose Regulierung der Drehgeschwindigkeit gewährleistet, und aus entsprechenden Anschlußkabeln (Abb. 2.4).

Sterilisation

Beim Stryker-Druckluftbohrer werden Anschlußkabel, Handgriffe und Bohrköpfe im Autoklaven dampf-sterilisiert bei 120 Grad Celsius und 1,5 Atü. Das Handstück und die Bohr-

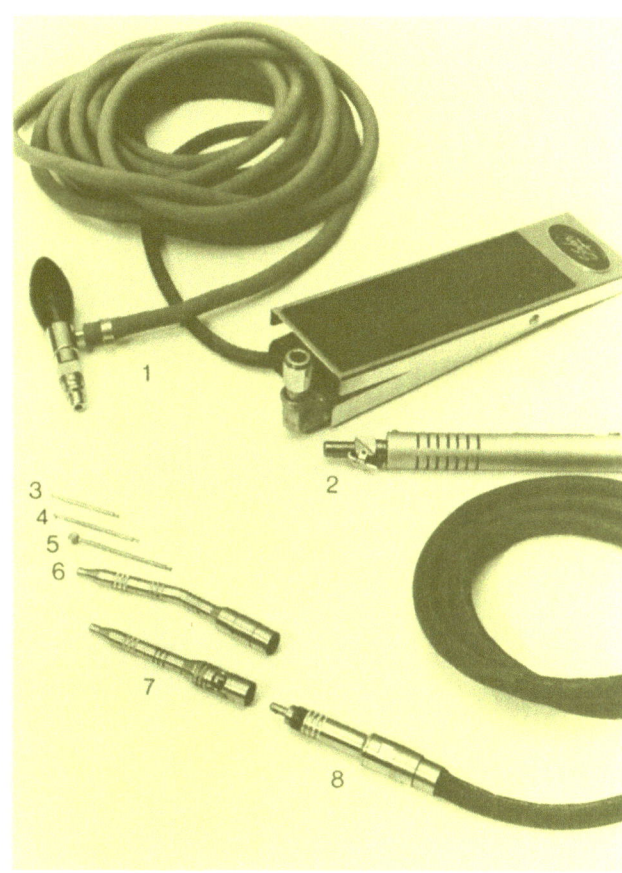

Abb. 2.4. *Stryker-Druckluftbohrer*. 1. Fußschalter mit Druckluft-Schlauch; 2. u. 8. Anschlußkabel; 3.–5. verschiedene Bohrkopfgrößen; 6. u. 7. Handgriffe, gerade und abgewinkelt

köpfe des Ritter-Kerr-Bohrers werden in derselben Weise dampf-sterilisiert. Vor der Sterilisation müssen die Bohrköpfe des Ritter-Kerr-Bohrers mit einem eigens dafür lieferbaren Preßdrucköler unter Drehung geölt werden.

Die wichtigsten Indikationen für den neurochirurgischen Einsatz der Bohranlage sind am Schädel:
— die Orbitotomie beim Orbitatumor
— die Erweiterung des inneren Gehörganges beim Akustikusneurinom
— die Eröffnung der Sellawand bei der transnasalen Hypophysentumor-Operation
— die Abtragung eines in die Schädelbasis eingewachsenen Keilbeinmeningeoms

an der Wirbelsäule:
— die Abtragung von Knochenwülsten an den Halswirbelkörpern bei der Cloward-Operation
— die Foraminotomie bei der Operation nach Frykholm
— die Entfernung von knöchernen Tumoren im Bereiche der Wirbelgelenke.

3. Neurochirurgisch-Diagnostische Eingriffe

Der eigentlichen neurochirurgischen Operation gehen in der Regel neben einer sorgfältigen klinisch-neurologischen Untersuchung gewisse diagnostische Eingriffe voraus. Hierbei handelt es sich entweder um kleinere Operationen oder um Punktionen, die nur dem Neurochirurgen bzw. dem mit der Neuroradiologie vertrauten Facharzt anvertraut werden dürfen. Der diagnostische Eingriff soll dazu verhelfen, den pathologischen Prozeß im Zentralnervensystem exakt zu lokalisieren und seine Größe und Ausdehnung im Schädelinnenraum bzw. im Spinalkanal zu bestimmen. Hierzu zählen die Ventrikulographie, die zerebrale Angiographie und die Myelographie.

3.1. Die Ventrikulographie

Bei der Ventrikulographie handelt es sich um die Darstellung der Hirnkammern mit einem Röntgenkontrastmittel (positiver Kontrast) oder mit Luft (negativer Kontrast). Die röntgenologische Sichtbarmachung der Ventrikel (Abb. 3.1) erfolgt nach entsprechender Hirnkammerpunktion (Ventrikelpunktion) und Implantation eines Katheters in das Großhirnkammersystem, zumeist in den rechten Seitenventrikel. Die beiden üblichen operativen Zugangswege zur Ventrikelpunktion sind frontal und okzipital:
Es wird jeweils zwei Querfinger neben der Mittellinie, unmittelbar vor der Kranznaht bzw. der Lambda-Naht, ein Bohrloch gesetzt. Die Dura wird punktförmig mit der normalen unipolaren Strompinzette eröffnet, und es schließt sich dann mittels der Cushing-Nadel die Hirnkammerpunktion an. Nach Austausch der Punktionsnadel gegen einen Nellaton-Katheter (gewöhnlich Charrière 8 bei Erwachsenen und Charrière 6 bei Kindern) kann über ein angeschlossenes Steigrohrsystem der Druck in der Hirnkammer gemessen werden. Steht der Liquor stark unter Druck, so wird der Ventrikel-Katheter, der nach Untertunnelung der Haut mittels einer Kornzange herausgeleitet wird, an eine externe *belüftete* Drainageflasche angeschlossen. Die Ventrikelpunktion ist bei all den raumfordernden zerebralen Prozessen erforderlich, die infolge einer Blockade im Hirnkammersystem zu einem Aufstau des Liquors geführt haben (Hydrocephalus internus). Typische Beispiele hierfür sind Tumoren im Bereich der hin-

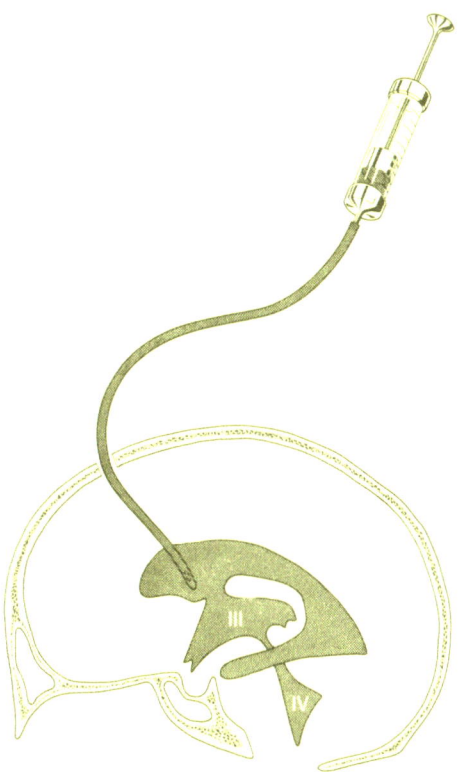

Abb. 3.1. Ventrikelpunktion und Ventrikulographie (Seitenventrikel-System, III. Ventrikel und IV. Ventrikel schraffiert)

teren Schädelgrube und eine Stenose des Aquäduktes, des Verbindungskanals von der dritten zur vierten Hirnkammer. Somit stellt die Ventrikelpunktion oft nicht nur einen diagnostischen, sondern zugleich auch einen therapeutischen hirndrucksenkenden Eingriff dar.

Subkutan- und Hautnähte wie üblich bei Kraniotomien (s. 4.1.).

3.2. Die Darstellung der Hirngefäße (zerebrale Angiographie)

Unter der zerebralen Angiographie verstehen wir die röntgenologische Darstellung der Hirngefäße mit positivem Kontrast. Die Injektion des Kontrastmittels erfolgt entweder nach perkutaner Nadelpunktion der Halsschlagader (Karotisangiographie) bzw. der Armschlagader (Brachialisangiographie) oder nach Punktion der A. femoralis und Einführen eines Gefäßröntgen-Katheters, der unter röntgenologischer Kontrolle bis zu den extrakraniellen Zuflußarterien des Gehirns vorgeschoben wird. Nach Kontrastmittelgabe werden dann innerhalb weniger Sekunden rasch abwechselnd im seitlichen und antero-posterioren Strahlengang des Schädels Röntgenaufnahmen abgeschaltet, wodurch die Hirngefäße in den drei wichtigen Durchblutungsphasen — arterielle, kapilläre und venöse Füllung — zur Darstellung gebracht werden. Eine Verlagerung der Hirngefäße (Abb. 3.2) läßt den Neurochirurgen Rückschlüsse auf den Ort des raumfordernden zerebralen Prozesses gewinnen. Die sogenannte „Gefäßanfärbung" kann unter Umständen schon präoperativ entscheidende Hinweise auf die histologische Natur des pathologischen Prozesses geben.

In den letzten Jahren ist mit der sogenannten axialen *Schädelcomputertomographie* ein den Patienten völlig unbelastendes, risikoloses Röntgenverfahren entwickelt worden, das eine hohe diagnostische Treffsicherheit hat und in einer Reihe von Fällen die klassischen zerebraldiagnostischen Eingriffe in der Neurochirurgie überflüssig macht.

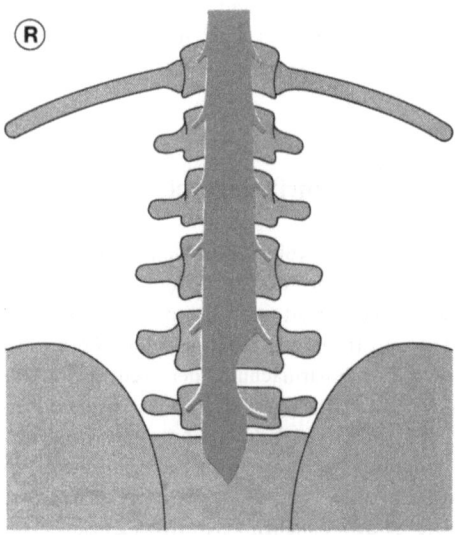

Abb. 3.3. Lumbales Myelogramm mit Kontrastmittel-Defekt in Höhe des vorletzten Lendenwirbelkörpers (lumbaler Bandscheibenvorfall)

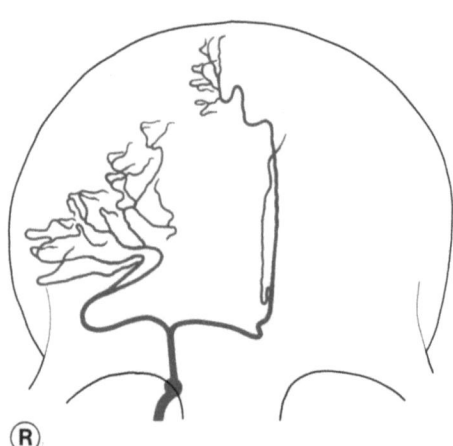

Abb. 3.2. Rechtsseitige Karotisangiographie, arterielle Phase, Abdrängung des Gefäßbaumes von der Kalotte und Verlagerung der Arterien auf die Gegenseite bei einem extrazerebralen Hämatom (Subduralhämatom)

3.3. Die Darstellung des Wirbelsäulenkanals und des Rückenmarks (Myelographie)

Die Myelographie bedeutet die Röntgendarstellung des Wirbelsäulenkanals und der Konturen des Rückenmarkes und der Spinalwurzeln mit einem Kontrastmittel, das nach lumbaler oder subokzipitaler Punktion in den spinalen, mit Liquor gefüllten Subarachnoidalraum injiziert wird. Für den Neurochirurgen spielt dieses Untersuchungsverfahren eine wichtige Rolle bei der Diagnostik der raumbeengenden Prozesse des Spinalkanals. Der Patient wird auf einem Kipptisch gelagert, und es wird dann bei verschiedenen Positionen des Röntgentisches die Passage des Kontrastmittels im spinalen Liquorraum unter röntgenologischer Sicht am Fernsehmonitor verfolgt. Raumbeengende Prozesse geben sich entweder durch eine Aussparung der Kontrastmittelsäule (Abb. 3.3) oder durch einen totalen Stopp zu erkennen.

4. Neurochirurgische Operationen

4.1. Operationen am Schädel und Gehirn. Die Kraniotomie

Operationen mit Eröffnung des Schädelinnenraumes werden als *intrakranielle* Eingriffe bezeichnet. Unter Kraniotomie oder Trepanation verstehen wir das operative Verfahren der Schädeleröffnung. Es werden zwei Techniken der Kraniotomie unterschieden:

die *osteoplastische* und *osteoklastische* Trepanation.

Osteoplastisch bedeutet, daß der trepanierte Knochendeckel am Ende der intrakraniellen Operation wieder eingefügt und am Schädeldach befestigt wird. Unter osteoklastisch verstehen wir ein stückweises Herauslösen des Schädelknochens, wobei ein Schädeldefekt entsteht, der entweder durch die Weichteile (Muskulatur, Galea) ausreichend abgedeckt oder später durch eine Kunststoff-Plastik (siehe Palacos-Plastik) verschlossen wird. Die Schädeldachtrepanation ist in der Regel osteoplastisch, während die Freilegung der hinteren Schädelgrube gewöhnlich osteoklastisch erfolgt.

Die osteoplastische Trepanation
(s. Abb. 4.1 bis 4.9)
— Lagerung auf dem Operationstisch:
  Entweder Rücken- oder Seitenlage, je nach Lokalisation und Ausmaß des pathologischen Prozesses. Bei Rückenlage: Drehung des Kopfes um 45 oder 90 Grad auf die Gegenseite, ggf. mit Anhebung und Unterpolsterung der zum Operationsgebiet gleichseitigen Schulter. Der Kopf ruht auf einer gepolsterten Kopfstütze und wird durch seitliche Kopfstützen fixiert. Es gibt auch die Möglichkeit der Kopffixierung durch Dorne einer in mehreren Kugelgelenken beweglichen Spezialhalterung.
  Wichtig: Der Kopf sollte nicht unterhalb der Herzebene liegen, sonst besteht die Gefahr des erschwerten venösen Abflusses aus dem Schädelinnenraum (Abb. 4.1).
— Nach Jodierung der rasierten Kopfhaut wird mit dem Blaustift oder mit einer Skalpellklinge der geplante Hautschnitt angezeichnet (Abb. 4.1).

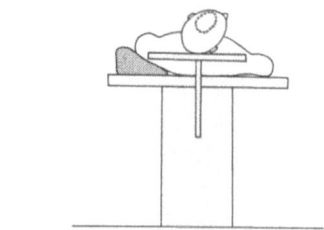

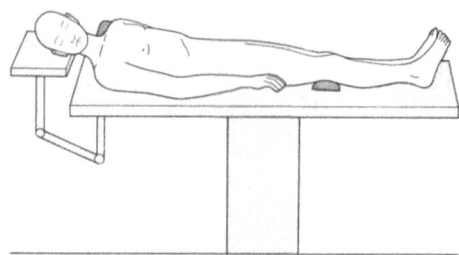

Abb. 4.1. Lagerung des Patienten zur Kraniotomie

— Abdecken des Skalp mit einer großen Folie und mit Tüchern, die am Rande der Schnittführung mit einigen Tuchnähten (Mersilene Stärke 0/0 bei Erwachsenen, bei Kleinkindern Mersilene Stärke 2/0) befestigt werden.
— Hautschnitt: Blutstillung mit Pean-Klemmen am Skalprand, mit Michel-Klammern oder sogenannten Kölner Spar-Klammern am Hautlappen (Abb. 4.2).
— Abschieben und Zurückschlagen des Hautlappens, der an der Außenseite mit trockenen, an der Galea mit feuchten Lagen be-

Operationen am Schädel und Gehirn. Die Kraniotomie

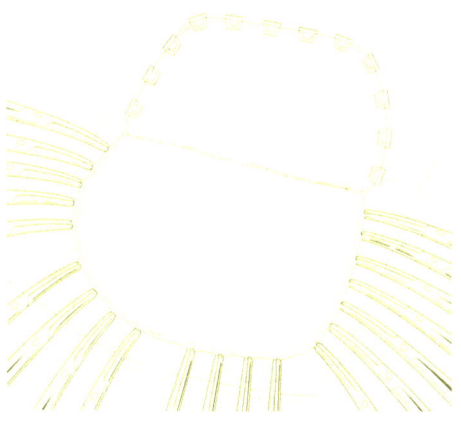

Abb. 4.2. Blutstillung am Skalprand

der Knochenbrücke zwischen zwei benachbarten Bohrlöchern (Abb. 4.4 u. 4.5).
— Anheben des Knochendeckels mit dem Elevator. Bei frontaler und temporaler Kraniotomie wird der Deckel am Muskel gestielt zurückgeschlagen, bei parietaler und okzipitaler Trepanation wird der Knochendeckel in eine feuchte Kompresse gelegt und für die Dauer des Eingriffes auf dem Instrumentiertisch der Operationsschwester aufbewahrt.
— Blutstillung auf der Duraoberfläche mit dem bipolaren Koagulator. Einlegen von länglichen Fibrin-Schaumstreifen unter die Trepanationsränder.
— Vor der Duraeröffnung und dem eigentlichen zerebralen Eingriff wird das Trepanations-Besteck vom ersten Instrumentiertisch entfernt und das eigentliche intrakranielle Opera-

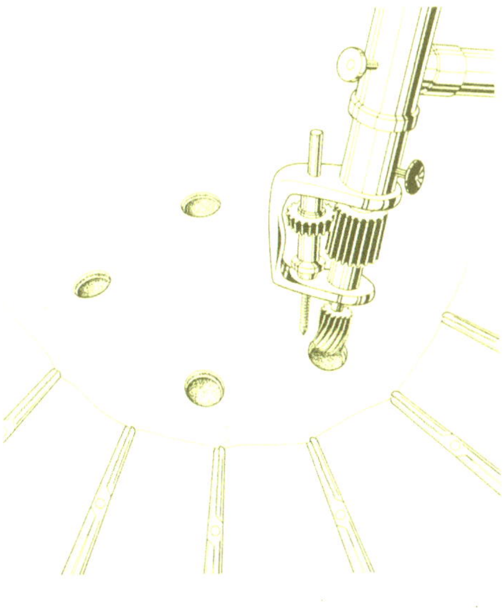

deckt wird. Ablösen des Periostes vom Schädelknochen mit dem großen Raspatorium.
— Setzen der Bohrlöcher mit dem Motor-Bohrer (bei Kleinkindern mit dem Hand-Bohrer) (Abb. 4.3). Spongiosablutungen des Schädels werden sogleich mit Wachs verschlossen.
— Trepanation: Lösung der Dura von der Kalotteninnenfläche vom Bohrloch aus mit dem Rippenraspatorium. Einführen der Führungssonde für die Gigli-Säge. Einspannen und Durchziehen der Gigli-Säge, Aufsägen

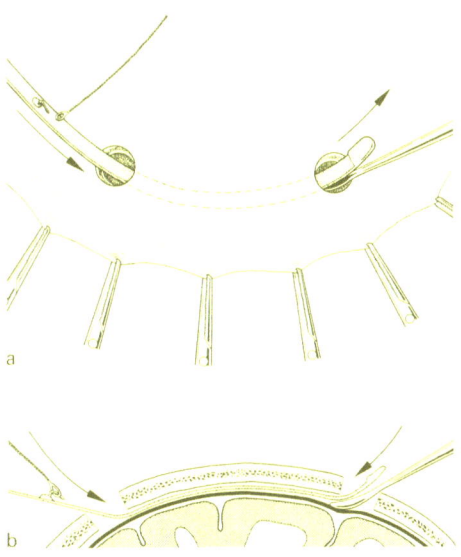

Abb. 4.4. (a) Einführen der Führungssonde für die Gigli-Säge. (b) Durchziehen der Gigli-Säge

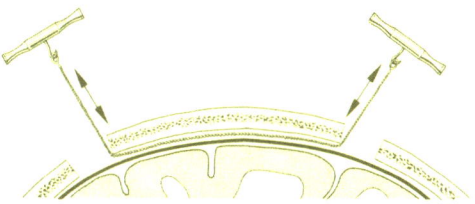

Abb. 4.3. Setzen der Bohrlöcher mit dem Motor-Trepan

Abb. 4.5. Trepanation mit der Gigli-Säge

tionsinstrumentarium (*angefeuchtete* Hirnwatte, Mikro-Instrumente, Klipps usw.) ausgelegt.
- Duraeröffnung: Die Dura wird mit einem Spikerchen angehoben und mit einer feinen Lanzette inzidiert. Weitere, meist halbkreisförmige Eröffnung der Dura mit der Mikro-Schere oder der Metzenbaum-Schere oder der sogenannten „Schuh-Schere" (abgewinkelte Schere). Blutungen aus den Durarändern werden durch Aufsetzen von Klipps gestillt (Abb. 4.6).
- Zurückklappen der Dura, die mit befeuchteten großen geschwänzten Hirnwatte-Streifen

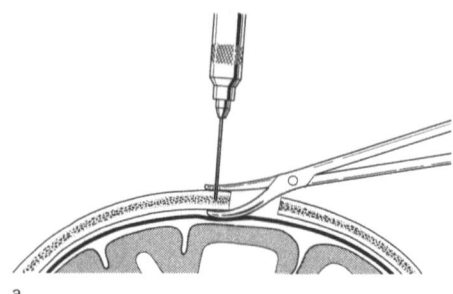

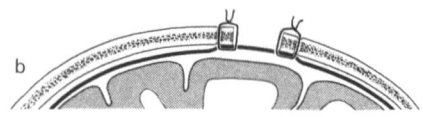

Abb. 4.8. (a) Setzen der Drillbohrlöcher am Kraniotomierand und (b) Durahochnähte

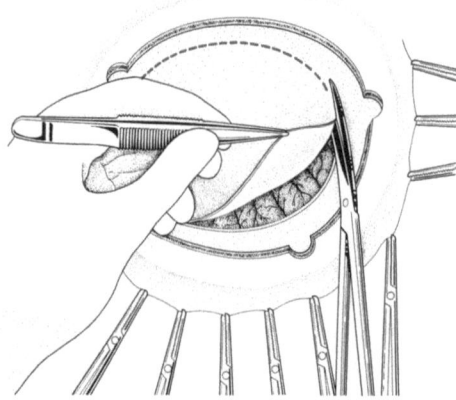

Abb. 4.6. Lappenförmige Duraeröffnung

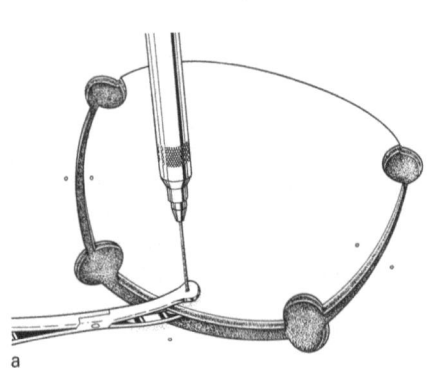

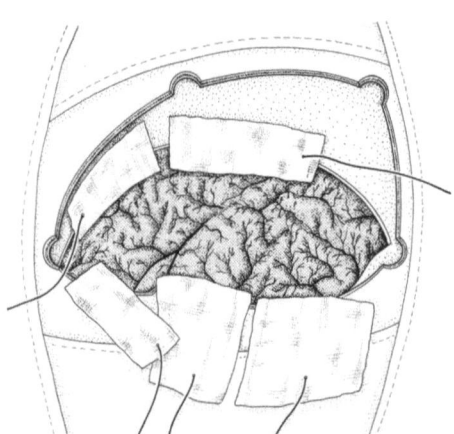

Abb. 4.7. Abdecken des Kraniotomierandes und der Hirnoberfläche mit geschwänzten Hirnwattestreifen

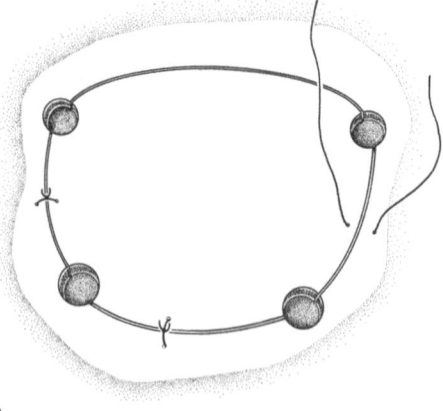

Abb. 4.9a u. b. Setzen der Drill-Bohrlöcher am Knochendeckel. (a) und Fixierung des Knochendeckels am Kraniotomie-Rand (b)

beidseits bedeckt wird. Die freiliegende Hirnoberfläche wird ebenfalls mit feuchter Hirnwatte geschützt (Abb. 4.7).
— Duraverschluß: Einzelknopfnähte oder fortlaufende Nahtreihe mit atraumatischer Seide.
— Durahochnähte: Sie dienen zur Vermeidung epiduraler Nach- oder Sickerblutungen. Rund um den Kraniotomierand und am Knochendeckelrand werden eine Reihe von Drill-Bohrlöcher gesetzt. Beim Bohren wird die Dura mittels der Lochzange geschützt. Vor dem Anlegen der Hochnähte werden drei bis vier Knochendeckel-Haltenähte durchgezogen (Abb. 4.8).
— Fixierung des Knochendeckels mittels der durchgezogenen Fäden (Abb. 4.9).
— Einlegen eines Wund-Drains (Redon-Drains) epidural oder subgaleal. Dann schichtweiser Wundverschluß und Kopfverband.

Instrumentarium

Tisch 1

2 Skalpellgriffe, Klingen Nr. 19
1 Lexer-Schere
1 Cooper-Schere
2 chirurgische Pinzetten
2 anatomische Pinzetten
1 Raspatorium
1 Rippen-Raspatorium
1 schmales, gerades Raspatorium nach Williger
2 Elevatorien
2 Vier-Zinker-Haken
2 Langenbeck-Haken
1 Tablett für Hirnwatte
20–30 Kopfschwartenklemmen nach Pean
30 Kölner Spar-Klammern
4 Kocher-Klemmen
25–30 Tuchklemmen nach Backhaus
1 schmaler Dissektor nach Tönnis
2 breite Dissektoren nach Tönnis
1 Schiel- oder Nervenhäkchen, lang
1 Führungssonde für Gigli-Säge nach de Martell
3 Gigli-Sägen
2 Handgriffe für Gigli-Sägen
1 Bank mit Hämo-Klipps
2 Klipp-Halter für Medium-Klipps
1 Klipp-Halter für Mikro-Klipps
1 Bajonett-Pinzette für bipolare Koagulation mit Anschlußkabel

Zur Duraeröffnung

1 Durahäkchen
1 Duramesser
1 Duraschere nach Schmieden-Taylor (abgewinkelte „Schuhschere")
Mikro-Schere

1 Duraschere nach Metzenbaum
2 feine chirurgische Pinzetten
2 feine anatomische Pinzetten
2 kurze anatomische Pinzetten, bajonettförmig
3 Hirnspatel, normal groß, biegsam
1 Hirnspatel, groß
1 Hirnspatel, klein

Tisch 2

1 Aesculap-Bohrer mit Kabel
1 Schädeltrepan nach DeMartell
1 Drill-Bohrer, 2,0
1 Dahlgren-Zange
1 Hohlmeißel-Zange nach Luer-Stille (großer Luer)
1 Hohlmeißel-Zange nach Olivecrona (langärmelig)
1 Hohlmeißel-Zange nach Zaufal-Jansen (Atlas-Zange)
1 Duraschutz-Zange, Lochzange
1 Metallgefäß für Kochsalz
1 Pollitzer Ballon mit Ansatz oder
2 Spritzen 20 ml mit Knopfkanülen
2 normale Nadelhalter nach Hegar oder Mathieu
2 atraumatische Nadelhalter Stahldraht
2 Draht-Scheren
1 gerade Schere
1 elektrisches Messer
2 Saugschläuche mit Glassauger
8 Metall-Saugröhrchen Gr. 12, 10, 8, 6
1 Redon-Spieß für Drainage
1 Schälchen für Knochenwachs u. Marbagelan
Hirnwatten, alle Größen
Nahtmaterial
1 Nadeldose
4 Moskito-Klemmen

Neurochirurgische Operationen

Naht
Duranähte:
  Seide 3/0 (2 metric) atraumatisch
  TF-Nadel
Durahaltenähte:
  Seide 3/0 (2 metric) atraumatisch
  TF-Nadel
Durahochnähte:
  Mersilene oder Etiflex 2/0 (3 metric)
  kleine drehrunde Nadel
Knochendeckelfäden:
  Mersilene oder Etiflex Nr. 0 (3,5 metric),
  (kleine drehrunde Nadel oder Drahtschlinge mit Klemmchen festhalten)
Mittelhochnaht:
  Mersilene oder Etiflex Nr. 0 (3,5 metric),
  (kleine drehrunde Nadel)
Muskel- und Fasziennaht:
  resorbierbarer Faden, Dexon oder Catgut Nr. 0 (3 metric), mittelgroße scharfe Nadel
Subkutannaht:
  resorbierbarer Faden, Dexon oder Catgut Nr. 2/0 (2,5 metric), mittelgroße scharfe Nadel
Hautnaht:
  Mersilene oder Etiflex Nr. 0 (3,5 metric) oder Stahldraht
  3/0 (2 metric), große Eticon-Hautnadel
Bei Kleinkindern und Säuglingen:
  Muskelnaht mit Dexon 2/0 (2,5 metric)
  Subkutannaht mit Dexon 3/0 (2 metric)
  Hautnaht mit Mersilene 2/0 (3 metric)

Die osteoklastische Trepanation (Eröffnung der hinteren Schädelgrube)
— Lagerung: Sitzende Position mit leicht nach vorn gebeugtem Kopf oder Seitenlage (Abb. 4.10). Bei sitzender Lagerung sind vom Anästhesisten und Neurochirurgen präoperativ

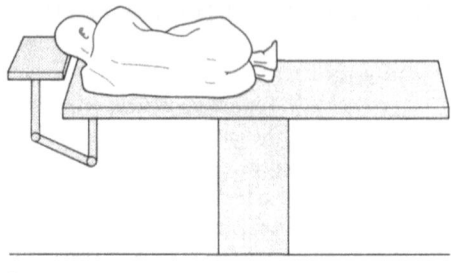

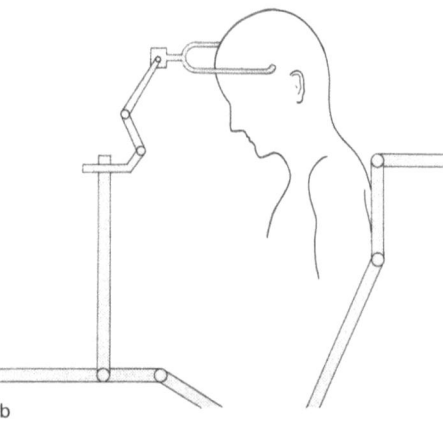

Abb. 4.10a u. b. Lagerung zur Freilegung der hinteren Schädelgrube. (a) Seitenlagerung, (b) sitzende Position

gegen die Gefahr einer Luftembolie Vorsichtsmaßnahmen zu treffen (zentralvenöser Katheter im rechten Herzvorhof, Doppler-Sonde zum Nachweis schon geringer Luftmengen im Herzen, Wahl der Beatmungsform usw.).
— Hautschnitt: Subokzipitaler Mittellinienschnitt bei Freilegung von Tumoren in der Mittellinie des Kleinhirns bzw. im IV. Ven-

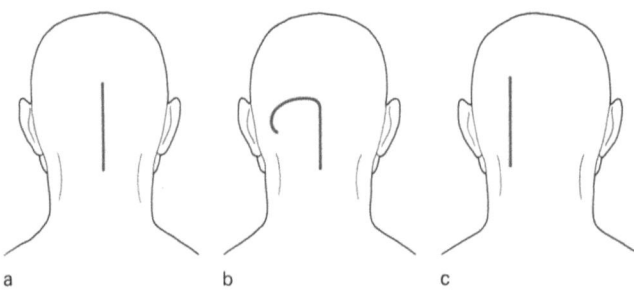

Abb. 4.11 a–c. Schnittführung zur Freilegung der hinteren Schädelgrube. (a) subokzipitaler zervikaler Medianschnitt, (b) subokzipitaler Latero-Medianschnitt, (c) Paramedianschnitt

Operationen am Schädel und Gehirn. Die Kraniotomie

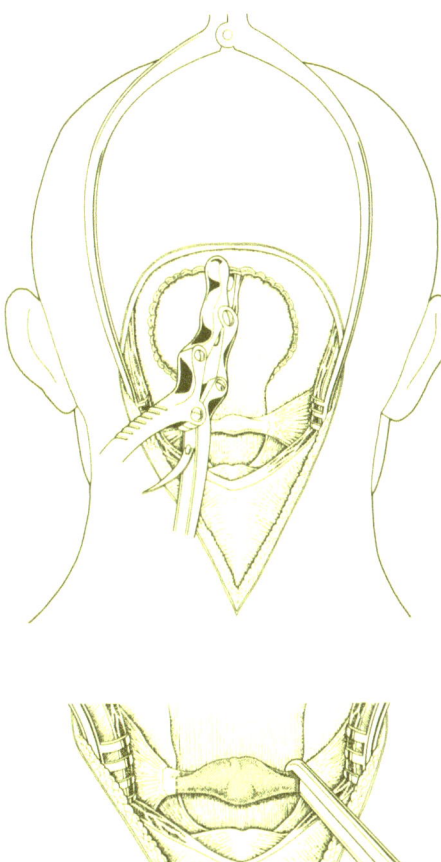

- Setzen von zwei bis vier Bohrlöchern beidseits neben der Mittellinie der Hinterhauptsschuppe, die nun von diesen Trepanationsöffnungen aus mit Hohlmeißel-Zangen schrittweise abgetragen wird.
- Nach Entfernung der Hinterhauptsschuppe erfolgt zuletzt die Resektion des Atlasbogens (Abb. 4.12).
- Durainzision mit dem Spikerchen und einer feinen Lanzette. Lappenförmige Duraeröffnung mit der Mikro-Schere oder der abgewinkelten Schuh-Schere. Hochnähen der Duraränder an die Weichteile des Kraniotomierandes mit atraumatischen Seidennähten (Abb. 4.13).

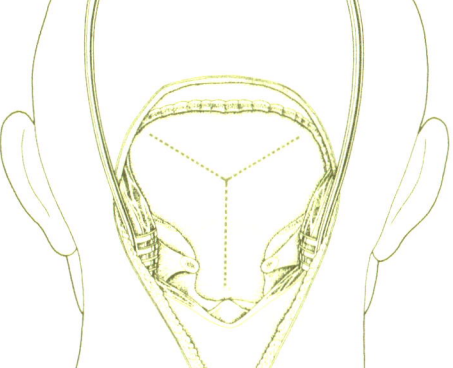

Abb. 4.12. Osteoklastische Trepanation der hinteren Schädelgrube mit der Hohlmeißel-Zange. Resektion des Atlasbogens (schraffiert) mit der Kerrison-Stanze

trikel, subokzipitaler Paramedianschnitt bei Operationen im Kleinhirnbrückenwinkel-Bereich (Akustikusneurinom), latero-medianer Bogenschnitt oder auch Mittellinienschnitt bei raumfordernden Prozessen in der Kleinhirn-Hemisphäre (Abb. 4.11). Blutstillung an den Hauträndern mit Michel-Klammern oder Pean-Klemmen.
- Nach Durchtrennung der Haut, Faszie und Nackenmuskulatur Spreizung der Wundränder mit gebogenem oder geradem Wundspreizer. Darstellung der Hinterhauptsschuppe und des Atlasbogens, die seitlich und hinten die knöcherne Begrenzung des kraniozervikalen Überganges bilden.

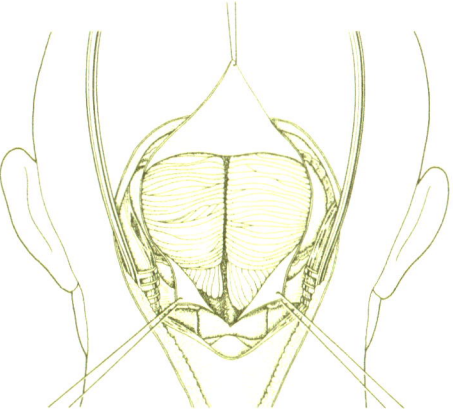

Abb. 4.13. Duraeröffnung im Bereich der hinteren Schädelgrube. Die Durazipfel werden mit Haltenähten angeschlungen

- Duraverschluß: Entweder wird die Dura offen gelassen (klassische ältere Methode) oder es wird ein ausreichend großer lyophilisierter Dura-Patch aufgenäht (Dura-Plastik, neuere Technik. Bei kleinem paramedianem Zugang meist normaler Duraverschluß. Duranähte mit atraumatischer Seide.
- Wundverschluß: Die einzelnen Schichten müssen hier besonders eng und fest verschlossen werden, da sonst die Gefahr einer Liquorfistel droht. Nahtmaterial wie bei der osteoplastischen Trepanation. Der osteoklastische Defekt im Bereich der hinteren Schädelgrube wird durch die kräftige Nackenmuskulatur so gut abgedeckt, daß eine Schädelplastik nicht notwendig ist.

Instrumentarium
Tisch 1
2 Skalpellgriffe, Klingen Nr. 19
1 Lexer-Schere
1 Cooper-Schere
2 chirurgische Pinzetten, normal
2 chirurgische Pinzetten, breit
2 anatomische Pinzetten
1 lange anatomische Bajonett-Pinzette
1 breites Raspatorium, normal
1 Rippen-Raspatorium
1 gerades, schmales Raspatorium
2 Vierzinker-Haken
2 Langenbeck-Haken, größere
1 Tablett für Hirnwatte
30 Pean-Klemmen
25–30 Tuchklemmen (Backhaus)
3 scharfe Klemmen (Kocher)
2 breite Dissektoren
1 schmaler Dissektor
1 Schielhäkchen, lang
2 Spritzen 20 ml, 2 Knopfkanülen
2 10er Metall-Sauger
2 8er Metall-Sauger
2 6er Metall-Sauger
1 Bajonett-Pinzette für bipolare Koagulation mit Anschlußkabel
1 kurze anatomische Bajonett-Pinzette

Zur Duraeröffnung
1 Duramesser, kurz
1 Duraspiker (Durahäkchen)
1 Metzenbaum-Schere
1 abgewinkelte „Schuh-Schere" nach Schmieden-Taylor
2 chirurgische Pinzetten, fein
2 anatomische Pinzetten
Vorderseite des Instrumenten-Tisches neu abdecken, bevor die Dura eröffnet wird, oder diese Instrumente beim Richten des Tisches in ein halbausgelegtes Sterntuch legen und bis zur Eröffnung der Dura zudecken.

Tisch 2
1 Aesculap-Bohrer mit Kabel oder Schädeltrepan nach de Martell
2 mittlere Wundspreizer nach Weitlaner
2 große Wundspreizer nach Weitlaner
2 abgewinkelte Selbstsperrer
1 Hohlmeißel-Zange nach Luer-Stille (großer Luer)
1 Hohlmeißel-Zange nach Olivecrona
1 abgewinkelte Luer-Zange („Rabenschnabel")
1 Hohlmeißel-Zange nach Zaufal-Jansen („Atlas-Zange")
1 kleine Hohlmeißel-Zange nach Jansen
1 Smith-Kerrison-Stanze, 3 mm
1 Smith-Kerrison-Stanze, 4 mm
1 gerade Stanze
1 Hämo-Klippbank mit Klipps
2 Hämo-Klipphalter, normal
1 Mikro-Klipphalter
2 Hegar-Nadelhalter, normal
2 Hegar-Nadelhalter, atraumatisch
1 gerade Schere
1 kleiner Deschamp zum Fadenführen bei der Ligatur des Sinus occipitalis
6 kleine Klemmchen
1 Schale zum Aufbewahren der Hirnwatte und des Nahtmaterials
1 Schale für Präparat
1 elektr. Messer
2 Saugschläuche mit Glassaugröhrchen

Naht
Durahaltenähte: Seide 3/0 (2 metric) atraumatisch, TF-Nadel. Die

	Dura wird im Falle einer Kleinhirnschwellung *nicht* wieder *zugenäht!* Oft wird zur Deckung des Duradefektes eine lyophilisierte Dura genommen (Dura-Plastik).
Duranähte:	Seide 3/0 (2 metric), atraumatisch, TF-Nadel
Muskel- und Fasziennaht:	Dexon Nr. 1 (4 metric), große scharfe Nadel
Subkutannaht:	Dexon Nr. 0 (3 metric)
Hautnaht:	Mersilene Nr. 0 (3,5 metric), große Eticon-Haut-Nadel.

Anmerkung
Deckung eines osteoklastischen Schädeldefektes
Als osteoklastische Trepanation im weiteren Sinne wird auch jene Entlastungs-Kraniotomie bei Hirnschwellung bezeichnet, bei der der an sich osteoplastisch gebildete Knochendeckel am Ende des Eingriffes nicht wieder eingesetzt wird. Ein osteoklastisches Vorgehen ist auch in manchen Fällen von Impressions-Frakturen erforderlich (s. 4.1.1.). Bei einer Entlastungstrepanation wird der Knochendeckel zur sicheren sterilen Aufbewahrung am zweckmäßigsten subkutan in den Unterbauch implantiert. Nach Abklingen der Hirnschwellungsphase wird dann der Kallottendefekt mit diesem Schädelknochen wieder gedeckt.
Größere, meist nach Schädel-Hirnverletzungen entstandene Schädeldachdefekte werden mit einer Kunststoff-Plastik (Palacos-Plastik) versorgt.

Technik der Palacos-Plastik
— Abdecken des Kraniotomie-Defektes mit einer Folie, deren Innenfläche mit Paraffin-Öl bestrichen wird.
— Ausstreichen und Modellieren der Palacos-Masse (Palacos-R-Röntgenpositiv)
   Wichtig: Die Plastik muß unbedingt vor der Hitzeentwicklung beim Erhärten aus dem kranialen Operationsgebiet genommen werden. Sonst besteht die Gefahr der thermischen Schädigung des Gehirns.

— Abtragen und Abschleifen von überstehenden Kanten an der Plastik mit Hohlmeißel-Zangen und dem Druckluft-Bohrer.
— Fixierung der Schädel-Plastik wie bei der osteoplastischen Trepanation.

Instrumentarium
Grundsätzlich wie bei der osteoplastischen Trepanation.

4.1.1. Eingriffe bei Schädel-Hirnverletzungen

4.1.1.1. Impressionsfrakturen des Schädels

Unter einer Impressionsfraktur (Abb. 4.14) verstehen wir die Verlagerung von Knochenfragmenten in den Schädelinnenraum hinein. Man unterscheidet wie in der allgemeinen Traumatologie auch hier *geschlossene* und *offene* Frakturen:

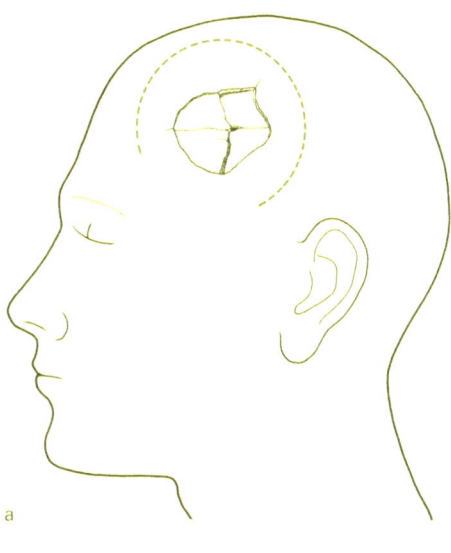
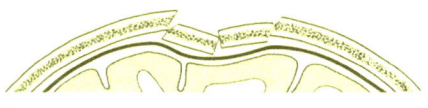

Abb. 4.14a u. b. Impressionsfraktur des Schädeldaches im Frontalbereich. (a) lappenförmige Schnittführung punktiert, (b) Kompression der Dura (schwarze Linie) und der Hirnoberfläche durch die Knochenfragmente

Bei einer geschlossenen Impressionsfraktur ist die Kopfhaut über der Impression bis auf eine Prellmarke oder ein Weichteilhämatom unverletzt. Bei der offenen Form hingegen liegt eine Galeawunde vor. In vielen Fällen ist die Dura unter der Impressionsfraktur nicht verletzt, und die mögliche zerebrale Schädigung besteht in der lokalen Druckwirkung der Imprimate auf die von der Dura bedeckten Hirnoberfläche.

Operationsziel
Hebung der Imprimate und damit Beseitigung der lokalen zerebralen Kompression.

Operationstechnik
— Bei der geschlossenen Impressionsfraktur wird ein bogenförmiger Hautschnitt über der tastbaren oder röntgenologisch lokalisierten Impression geführt. Bei einer offenen Impression wird nach chirurgischer Wundanfrischung die vorliegende Galeawunde ausgenutzt und bei Bedarf durch weitere Inzision vergrößert.
— Nach übersichtlicher Darstellung der Impressionsfraktur wird am Rande der Impression ein Bohrloch gesetzt, von wo aus mit dem Elevator die Imprimate angehoben werden. Dies gelingt immer bei der sogenannten „Ping-Pong-Ball-Impressionsfraktur" des Kindesalters. Lassen sich die unter Umständen verkeilten Imprimate so nicht heben, muß *osteoklastisch* vorgegangen werden, d.h. die Fragmente werden mit Hohlmeißel-Zangen vom Frakturrand her bzw. vom Bohrloch aus verkleinert und dann mobilisiert und extrahiert (Abb. 4.15).
— Liegen nach osteoklastischer Trepanation noch ausreichend große Knochenfragmente vor, so kann mit ihnen eine kosmetische Deckung des Schädeldachdefektes versucht werden. Sonst, bei größeren Defekten, wird eine Palacos-Plastik vorgenommen, bei geschlossenen Impressionen sofort, bei offenen Impressionsfrakturen in einer zweiten Sitzung nach zwei bis drei Monaten.
— Durahochnähte und Wundverschluß unter Einlegen eines Redon-Drains wie üblich bei der Kraniotomie.

Instrumentarium
Wie zur osteoplastischen Trepanation (s. 4.1.).

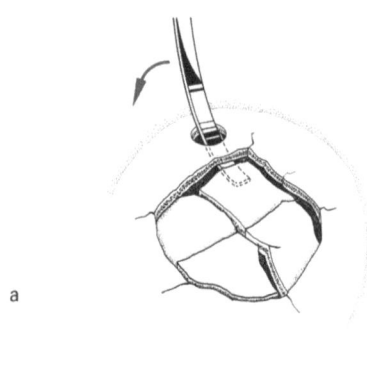

a

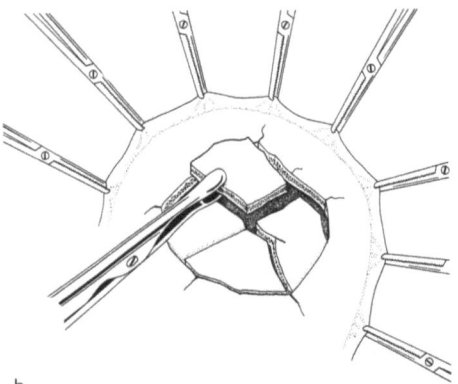

b

Abb. 4.15a u. b. Trepanation bei der Impressionsfraktur. (a) Hebung der Imprimate von einem Bohrloch aus, (b) osteoklastische Entfernung der Knochentrümmer

4.1.1.2. Wachsende Fraktur

Die sogenannte „wachsende" Schädelfraktur kommt vorwiegend im frühen Kindesalter vor. Sie ist auf eine Durazerreißung unter der ursprünglichen Fraktur und auf einen kontusionsbedingten Hirnprolaps durch die Duralücke in den Frakturspalt zurückzuführen. Die Schädelfraktur wächst, weil infolge der Hirnpulsationen das prolabierte Hirngewebe die Duraränder und den Frakturspalt immer weiter auseinanderdrängt.

Operationsziel
Beseitigung der Hirn-Dura-Narbe und Duraplastik.

Operationstechnik

— Bogenförmiger Hautschnitt über der wachsenden Fraktur.
— Osteoklastisches Abtragen der Frakturränder mit einer kleinen Hohlmeißel-Zange, bis die auseinandergewichenen Duraränder freiliegen.
— Excision der Hirn-Dura-Narbe mit dem mikroneurochirurgischen Operationsinstrumentarium.
— Nach Anfrischen der Duraränder erfolgt der Duraverschluß durch Aufsteppen eines freien Galea-Periost-Transplantates (Duraplastik).
— Durahochnähte und Fixierung der Frakturränder miteinander mittels Knochendeckelfäden (Mersilene Stärke 0/0), die durch die seitlichen Drill-Bohrlöcher geführt werden. Bei größeren Schädeldefekten und bei älteren Kindern ggf. Schädeldachplastik (Palacos-Plastik).
— Wundverschluß und Nahtmaterial sowie Instrumentarium wie bei der Kraniotomie (s. 4.1. osteoplastische Trepanation).

4.1.1.3. Offene Schädel-Hirnverletzung

Die gefährlichste Form einer offenen Impression ist die Schädelfraktur mit Durazerreißung, Eindringen von Knochenfragmenten in das Gehirn und Hirnprolaps [„offene Hirnverletzung", (Abb. 4.16)]. Die größte Gefahr ist die Meningitis und der Hirnabszeß.

Operationsziel

Versorgung (Säuberung) der Hirnwunde und dichter Duraverschluß bzw. Dura-Plastik.

Operationstechnik

Im Prinzip wie bei der offenen Impressionsfraktur. Der Hirntrümmerherd wird abgesaugt, sorgfältige Blutstillung im zerebralen Wundbett mit der bipolaren Koagulation, schließlich Ausspülen der Wundhöhle mit antibiotischer Lösung. Bei großen Duradefekten wird der Verschluß mit einem ausreichend großen Galea-Periost-Transplantat durchgeführt.

4.1.1.4. Fronto-basale Fraktur (nasale Liquorfistel)

Die fronto-basalen Frakturen stellen eine besondere Form der offenen Schädel-Hirnverletzungen dar. Abgesehen von dem Nachweis auf den Schädelübersichtsaufnahmen geben sich diese Frakturen meistens schon klinisch durch die nasale Liquorfistel zu erkennen. Auch hier ist die Meningitis die gefährlichste Komplikation.

Operationsziel

Duraverschluß bzw. Dura-Plastik im Bereich der fronto-basal verletzten Hirnhaut, ggf. Entfernung eines frontalen Kontusionsherdes. Versorgung der von der Fraktur betroffenen Nasen-Nebenhöhlen.

Operationstechnik

— Bei kleineren Defekten in den Siebbeinen kommt das *extrakranielle* Vorgehen von paranasal in Frage. Die Duranaht oder das Anheften eines kleinen lyophilisierten Dura-Patches mit einem Gewebekleber erfolgt unter dem Operationsmikroskop.
— Bei größeren Defekten im Bereich der vorderen Schädelgrube ist die große bifrontale osteoplastische Trepanation erforderlich. Je nach Lage und Ausdehnung der Duradefekte teils extradurale, teils intradurale Präparation.

Wichtig: Möglichst wasserdichte enge Duranaht bzw. Dura-Plastik (frei transplantierter Galea-Periost-Lappen).

Die Duranähte werden am besten unter dem Operationsmikroskop vorgenommen. Nahtmaterial: atraumatische Mersilene 4/0 (1,5 metric), TF-Nadel (R272).

— Nach Beendigung des kranialen Eingriffes werden von extrakraniell aus durch den Hals-Nasen-Ohren-Arzt die Schleimhautreste in den Nebenhöhlen (gefährlichste Infektionsquelle!) ausgeräumt.

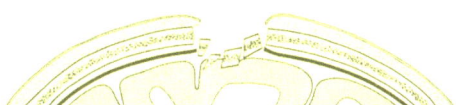

Abb. 4.16. Offene Schädelhirnverletzung mit Eindringen von Knochenfragmenten in die Hirnoberfläche

Instrumentarium
Wie üblich zur Kraniotomie (s. 4.1. osteoplastische Trepanation).

4.1.1.5. Epiduralhämatom

Beim Epiduralhämatom (Abb. 4.17) handelt es sich um eine zumeist arterielle Blutung zwischen der Schädelinnenfläche und der harten Hirnhaut (Dura). Die Blutungsquelle ist die verletzte Hirnhaut-Schlagader (A. meningica media). Diese Blutung führt kurz nach dem Trauma oder in einem Intervall von wenigen Stunden zu einer lebensbedrohlichen Hirnkompression. Die Entfernung des akuten Epiduralhämatoms gehört zu den dringlichsten Eingriffen in der Neurochirurgie.

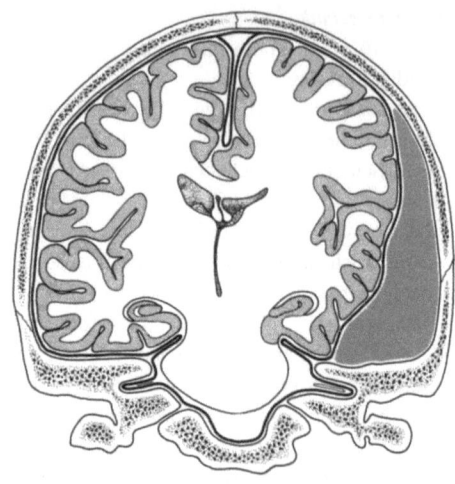

Abb. 4.17. Epiduralhämatom

Operationsziel
Beseitigung der Hirnkompression durch sofortige Kraniotomie mit Exstirpation des Hämatoms und Stillung der arteriellen Durablutung.

Operationstechnik
— Nachweis und exakte Lokalisation des Hämatoms erfolgen durch die Karotisangiographie oder die axiale Schädel-Komputertomographie. In vielen Fällen verweist aber schon die röntgenologisch sichtbare Schädelfraktur auf den Sitz der epiduralen Blutung.
— Rückenlagerung des Patienten mit Wendung des Kopfes zur Gegenseite.
— Umschriebene osteoplastische Trepanation über dem Epiduralhämatom. Beim Setzen des *ersten* Bohrloches werden sogleich die hervorquellenden geronnenen Blutmassen („Klots") mit dem Sauger entfernt, um momentan schon eine Druckentlastung zu erreichen.
— Nach Zurückschlagen des osteoplastisch gebildeten Knochendeckels radikale Evakuation des Hämatoms. Nach Entfernung der Blutmassen findet sich häufig auf der mehr oder weniger profus hämorrhagischen Dura ein arteriell blutendes Meningealgefäß. Stillung der arteriellen Blutung durch bipolare Koagulation.
— *Durahochnähte* unter Einlegen von Fibrin-Schaumstreifen oder -platten. Hierdurch werden die profusen Durablutungen unter dem Trepanationsrand sofort zum Stillstand gebracht, restliche petechiale Blutungen auf der freiliegenden Duraoberfläche werden mittels des bipolaren Koagulators gestillt.
— Einlegen eines Redon-Drains. Wiedereinfügen und Fixieren des Knochendeckels und schichtweiser Wundverschluß wie bei der *osteoplastischen* Schädeleröffnung.

Instrumentarium
Siehe unter Kraniotomie (s. 4.1., Die osteoplastische Trepanation).

4.1.1.6. Subduralhämatom

Unter einem Subduralhämatom verstehen wir eine Blutung unter der Dura und über der komprimierten Hirnoberfläche (Abb. 4.18). Die Ursache des *akuten* Subduralhämatoms ist in vielen Fällen auf eine schwere Hirnquetschung (Hirnkontusion) zurückzuführen. Das Hämatom besteht aus geronnenem Blut (Klots). Das *chronische* Subduralhämatom setzt sich teils aus dunklem flüssigem Blut oder aus xanthochromer Flüssigkeit, teils aus geronnenen Blutmassen zusammen. Ein charakteristisches Merkmal des chronischen Subduralhämatoms sind die mehr oder weniger ausgeprägten Membranen, die die Blutung als Kapsel umhüllen.

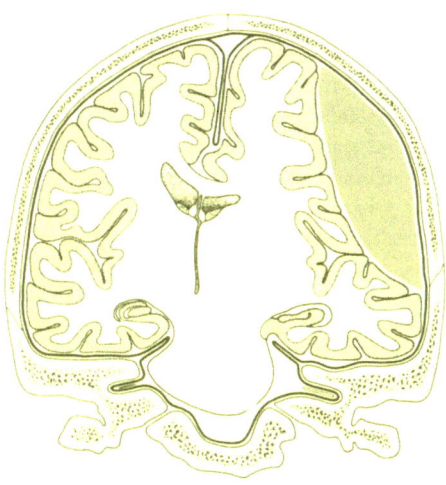

Abb. 4.18. Subduralhämatom

Operationsziel
Beseitigung der Hirnkompression durch Entfernung des Hämatoms. Beim akuten Subduralhämatom ist ggf. die Versorgung der Hirnkontusion, beim chronischen Hämatom die Exstirpation der Membranen erforderlich.

Operationstechnik
Nachweis und Lokalisation des Subduralhämatoms wie beim Epiduralhämatom (Angiographie und/oder axiale Schädel-Komputertomographie).
— Lagerung wie beim Epiduralhämatom
Vorgehen beim *akuten* Subduralhämatom mit Hirnkontusion und Hirnschwellung:
— Großzügige Entlastungstrapanation über der betreffenden Hirnhemisphäre. Der osteoplastisch gebildete Knochendeckel wird am Ende des Eingriffes nicht wieder eingefügt, sondern zur sterilen Aufbewahrung in das Subkutangewebe des linken Unterbauches implantiert.
— Lappenförmige Duraeröffnung und Absaugen der Klots unter der Dura.
— Abtragen des Hirnquetschungsherdes und exakte Blutstillung mit dem bipolaren Koagulator.
— Besteht eine starke Hirnschwellung (Hirnprolaps), so wird an die Durarränder ein großer Dura-Patch (Dura-Plastik) mit lyophilisierter Dura oder einem frei transplantierten Galea-Periost-Lappen aufgenäht.

— Wundverschluß wie üblich bei der osteoplastischen Trepanation (s. 4.1.).

Vorgehen beim chronischen Subduralhämatom
Als kleinster und häufig auch schon ausreichender Eingriff kommt die Entleerung des Hämatoms von einem parietal gesetzten Bohrloch aus in Frage.
— Duraeröffnung im Bereiche des Bohrloches, entweder punktförmig mit der unipolaren Strom-Pinzette oder zipfelförmig mit Spiker und kleiner Lanzette. Das unter Druck stehende flüssige Hämatom entleert sich dann sofort.
— Einführen eines Nellaton-Katheters, Stärke Charrière 8 bis 10, in den Subduralraum und Ausspülen des *flüssigen* Resthämatoms mit körperwarmer physiologischer Kochsalz-Lösung.
— Legt sich nach dieser Entlastung das komprimierte Gehirn wieder der Durainnenfläche an, so kann in den meisten Fällen damit gerechnet werden, daß ein Zweiteingriff (Trepanation mit Exstirpation der Membranen) nicht mehr notwendig ist.

Exstirpation der Hämatommembranen
— Große osteoplastische Trepanation.
— Lappenförmige Duraeröffnung, wobei die der Durainnenfläche anliegende Membran (parietale Hämatommembran) zunächst erhalten bleibt und von der Dura gelöst wird.
— Nach Zurückschlagen des Durallappens Resektion des parietalen Hämatomsackes und dann Lösung der Membran an der Hirnoberfläche (viszerale Membran).
— Wundverschluß wie bei der *osteoplastischen* Trepanation.

Instrumentarium
Siehe unter Kraniotomie (s. 4.1. osteoplastische Trepanation).

4.1.1.7. Karotis-Sinus kavernosus-Fistel

Die Karotis-Sinus kavernosus-Fistel ist eine seltene Verletzungsfolge beim gedeckten Schädel-Hirntrauma. Diese arterio-venöse Kurzschlußbildung (Übertritt von arteriellem Blut aus der

A. carotis in den venösen Blutleiter der mittleren Schädelgrube) kommt infolge eines Risses in der Wand der noch im Kanal der Schädelbasis verlaufenden A. carotis zustande. Das hervorstechende klinische Symptom ist der Exophthalmus. Die gefährlichsten Komplikationen sind die Erblindung des Auges und eine Mangeldurchblutung des Gehirns.

Operationsziel
Verschluß der Fistel möglichst unter Erhaltung der normalen Blutzirkulation in der A. carotis interna.
Unter den verschiedenen operativen Techniken ist die Methode der extrakraniellen Muskelembolisation ein seit langem praktiziertes Verfahren. *Neuere Techniken* bedienen sich der in der Radiologie schon lange gebräuchlichen Gefäß-Katheter. Mittels eines an der Katheterspitze angebrachten auffüllbaren Ballons lassen sich unter röntgenologischer Kontrolle diese Fisteln oft erfolgreich verschließen.

Operationstechnik der Muskelembolisation
— Freilegung der Halsschlagader (A. carotis communis) in Höhe der Aufzweigungsstelle in die Karotis interna und Karotis externa.

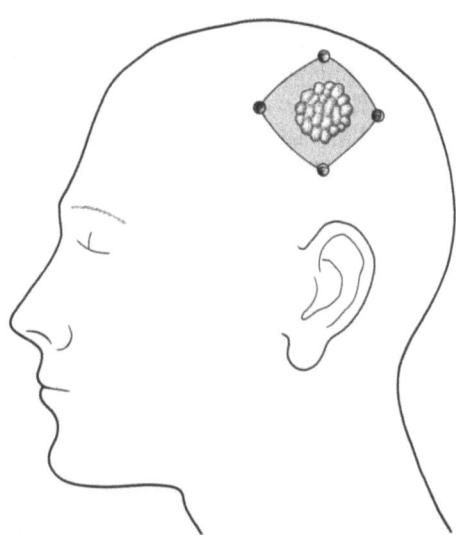

Abb. 4.19. Schädeldachtumor. Entfernung der Geschwulst durch osteoklastische Trepanation weit im Gesunden des Knochens

— Arteriotomie der Karotis externa zwischen zwei aufgesetzten Gefäß-Klemmen. Einführen von Muskelstückchen in das Lumen der eröffneten Karotis externa.
— Kurzes temporäres Abklemmen der Karotis kommunis und der Karotis interna. Öffnen der proximalen Klemme an der Karotis externa und Vorschieben der Muskelstückchen in die Karotis kommunis bzw. Karotis interna.
— Abklemmen der Karotis externa und Öffnen der Gefäß-Klemmen an der Karotis kommunis und interna: Mit dem nunmehr freigegebenen Blutstrom werden die eingebrachten Muskelstückchen „embolisch" hochgeschleust und infolge des Soges in der Fistel in die Fistelöffnung gezogen, wodurch der arterio-venöse Kurzschluß unterbrochen wird.

4.1.2. Eingriffe bei Tumoren des Schädels

4.1.2.1. Schädeldachtumoren

Die Geschwülste des Schädeldaches lassen sich in zwei Gruppen einteilen:
1. in Tumoren, die primär im Schädel entstanden und zumeist gutartige Gewächse sind (wie das eosinophile Granulom und das Osteom und
2. in Neoplasmen, die einen *metastatischen* Ursprung haben (Schilddrüsen-, Prostata-, Mamma-Karzinom, Hypernephrom).

Operationsziel
Radikalexstirpation des Tumors mittels osteoklastischer Trepanation, die im Gesunden geführt wird. Eine Operation kommt aber nur bei den gutartigen, primär ortsständig gewachsenen Schädeldach-Geschwülsten und in wenigen besonders ausgewählten Fällen von *Solitär*-Metastasen (zum Beispiel beim sogenannten „metastasierenden Schilddrüsen-Adenom") in Frage.

Operationstechnik
— Rückenlagerung des Patienten mit Kopfwendung zur Gegenseite.

- Bogenförmiger Hautschnitt über der Schädeldach-Geschwulst.
- Setzen von einigen Bohrlöchern im *gesunden* Schädelknochen rings um den Tumor und dann *osteoklastische* Trepanation (Abb. 4.19).
- Bei Einwachsen des Tumors in die Dura wird die harte Hirnhaut ebenfalls im Gesunden reseziert. Der Duradefekt wird durch ein Galea-Periost-Transplantat gedeckt.
- Wundverschluß und Instrumentarium wie üblich bei der Schädeldach-Trepanation (s. 4.1.).

4.1.3. Eingriffe bei Hirntumoren

Für das operative Vorgehen und für die prognostische Beurteilung ist die Einteilung der Hirntumoren nach lokalisatorischen und histologischen Gesichtspunkten sehr wichtig. Abgesehen von der Einteilung in gutartige und bösartige Geschwülste kann man ganz allgemein Tumoren im Bereich der Großhirnhemisphäre und der vorderen und mittleren Schädelbasis (*supratentorielle* und *supraselläre* Geschwülste) und der hinteren Schädelgrube (*infratentorielle* Geschwülste) unterscheiden. Der Zugang zu den supratentoriellen und supraselläten Tumoren ist in der Regel die osteoplastische, zu den infratentoriellen Gewächsen die osteoklastische Trepanation.

Operationsziel
Möglichst totale Tumorexstirpation unter weitestgehender Schonung angrenzender Hirnstrukturen. Für ein äußerst gewebeschonendes Operieren, besonders bei Geschwülsten in der Nähe lebenswichtiger Hirnbezirke, ist die mikro-neurochirurgische Technik unter dem Operationsmikroskop eine entscheidende Voraussetzung.

4.1.3.1. Supratentorielle Geschwülste

Hierzu gehören einerseits die Großhirnhemisphären-Tumoren, die *Gliome*, und andererseits die von den weichen Hirnhäuten ausgehenden *Meningeome*. Die Gliome sind Wucherungen des für das Gehirn spezifischen Binde- und Stützgewebes, der Glia. Weit über die Hälfte der Gliome sind entweder bösartig oder so diffus und ungünstig gewachsen, daß eine Radikaloperation im chirurgischen Sinne, d. h. eine Resektion im Gesunden, unmöglich ist. Die Meningeome sind gutartige Tumoren. Sie entstehen nicht *im* Gehirn, wie die Gliome, sondern sie wachsen extrazerebral, indem sie das Gehirn verdrängen. Die häufigsten Lokalisationen sind die Hirnoberfläche (Konvexitäts-Meningeome) und die Basis der vorderen und mittleren Schädelgrube (Olfaktorius- und Keilbein-Meningeome). Ein sehr seltener Sitz des Meningeoms ist der hintere Abschnitt der Augenhöhle (*intraorbitales* Meningeom). Die Radikaloperation ist gerade bei den Meningeomen besonders anzustreben, da hierdurch eine *Dauerheilung* erzielt werden kann.

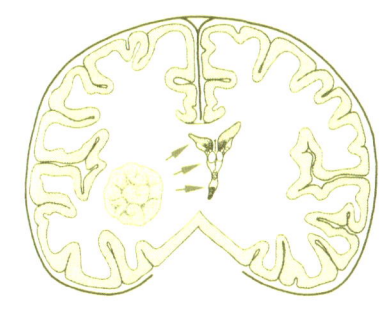

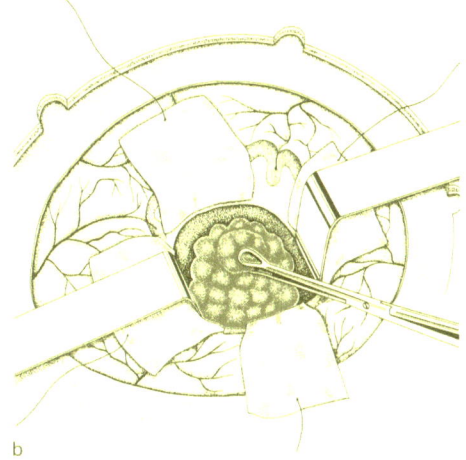

Abb. 4.20a u. b. Hirnoperation bei Gliom. (a) temporobasal gelegenes Gliom mit massiver Verlagerung des Ventrikelsystems, (b) Entfernung des Tumors mit feinen Tumor-Faßzangen

Gliome

Operationstechnik

— Rückenlagerung mit seitwärts gedrehtem Kopf bei Tumoren im Stirn- und Schläfenhirn (frontal bzw. temporal). Seitenlagerung vorwiegend bei Geschwülsten im Hinterhauptshirn (okzipital) und im Scheitelbereich (parietal).
— Osteoplastische Trepanation über der zuvor neuroradiologisch exakt lokalisierten intrakraniellen Raumforderung.
— Die Dura wird lappenförmig eröffnet und mit feuchten breiten Hirnwattestreifen abgedeckt. Auch rings um den Trepanationsrand werden die Dura und die Hirnoberfläche bis auf den umschriebenen Bereich der für die Tumoroperation notwendigen Resektionslinie mit Hirnwatte geschützt.
— Besteht der Verdacht auf einen vorwiegend zystischen Tumor, erfolgt zunächst die Hirnpunktion mit der Cushing-Nadel.
— Die Inzision der Hirnoberfläche wird mit der bipolaren Koagulations-Pinzette und der Mikro-Schere vorgenommen. Die Präparation des Tumors im Gehirn erfolgt mit Hilfe von Dissektoren, feinen Metallsaugern, bipolarer Koagulation und Mikro-Schere. Das freigelegte gesunde Hirngewebe an der Resektionsgrenze zum Tumor wird schrittweise mit feuchten Hirnwattestreifen abgedeckt und das zerebrale Tumorbett mit Hirnspateln offengehalten (Abb. 4.20).
— Liegt eine kompakte, gut abgrenzbare Geschwulst vor, so wird der Tumor mit Dissektoren „ausgeschält". Besteht ein diffus wachsender, leicht zerfließlicher Tumor, erfolgt die Geschwulstentfernung mit Hilfe der kleinen Metallsauger und feinen Faßzangen.

Blutstillung im zerebralen Wundbett: Größere arterielle und venöse Gefäße werden mit Hämo-Klipps verschlossen, kleinere Gefäße werden mit der bipolaren Koagulation verschorft. Kapilläre Sickerblutungen aus dem Hirnparenchym können mit Fibrin-Schaumplatten komprimiert und gestillt werden.
— Duraverschluß, Durahochnähte und Wundverschluß wie üblich bei der osteoplastischen Kraniotomie.

Instrumentarium
Siehe unter osteoplastische Trepanation (4.1.).
Zusätzlich werden gebraucht:
1 Leyla-Retraktor nach Yasargil (selbsthaltende Sperrer, bestehend aus Fixiervorrichtung und Spannarmen)
1 Mikro-Schere
1 Mikro-Dissektor
1 Cushing-Kanüle
1 10 ccm Rekordspritze
3 Tumorfaßzangen, groß, mittel und klein nach Tönnis
2 verschieden große Faßzangen nach Weil-Blakesley
1 Musex-Zange
1 scharfer Löffel nach Daubenspeck
1 Schale für Tumorpräparat
1 Metallsaugröhrchen Gr. 10-8-6

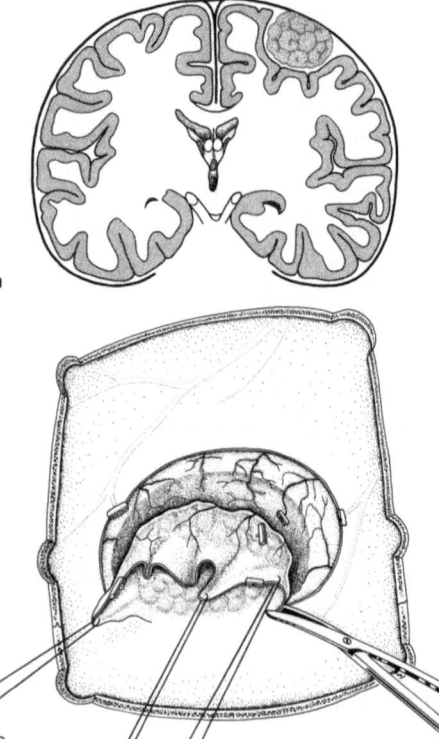

Abb. 4.21 a u. b. Hirnoperation bei Konvexitätsmeningeom. (a) Kompression der Hirnoberfläche durch das mit der Dura verwachsene Meningeom, (b) Radikalexstirpation des Meningeoms mit Resektion der Dura, die durch Haltenähte angeschlungen wird

Meningeome

Operationstechnik
— Lagerung und osteoplastische Trepanation grundsätzlich wie bei den Gliomen.

Vorgehen beim Konvexitätsmeningeom
(Abb. 4.21)
— Fast immer ist das Meningeom der Hirnoberfläche mit der Dura verwachsen (sogenannter „Meningeomnabel"). Die Dura wird daher im Gesunden inzidiert und zirkulär um den Tumor eröffnet.
— Abdecken der nunmehr freiliegenden, an das Meningeom grenzenden Hirnoberfläche mit Hirnwattestreifen.
— Mittels bipolarer Koagulation, Mikro-Schere und Mikro-Dissektor wird das gesunde Gehirn von der Tumorkapsel schrittweise gelöst. Dann Anschlingen des Meningeoms und der durchwachsenen Dura mit einigen Zügelfäden (Mersilene Stärke 2/0), und unter ständigem leichtem Zug Lösung des Tumors aus dem muldenförmig komprimierten zerebralen Tumorbett.
— Deckung des Duradefektes mit einer Galea-Periost-Plastik.

Vorgehen beim Menigeom der Schädelbasis
(Abb. 4.22)
— Der Tumor kann hier nicht en bloc mobilisiert werden, da allzu häufig enge Verbindungen mit der Haupthirnschlagader (A. carotis und ihrer Äste) und mit basalen Hirnnerven bestehen. Der Tumor wird zunächst nach vorsichtigem Beiseitehalten des hirnwattegeschützten Gehirns mit verschieden großen elektrischen Schlingen unter ständiger Kühlung mit physiologischer Kochsalz-Lösung stückweise ausgehöhlt und somit verkleinert, bis schließlich die restlichen Tumoranteile mittels mikro-chirurgischer Technik unter dem Operationsmikroskop von den wichtigen Hirnstrukturen und Gefäßen befreit werden können.
— Ist der Tumor in die Basis eingewachsen (häufig bei den Keilbein-Meningeomen), dann muß der Knochen teils mit den Hohlmeißel-Zangen, teils mit dem Druckluft-Bohrer abgetragen werden.

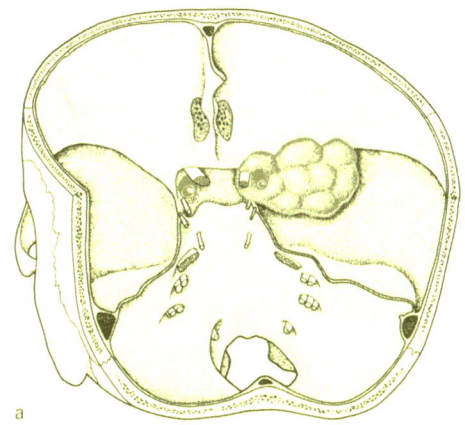

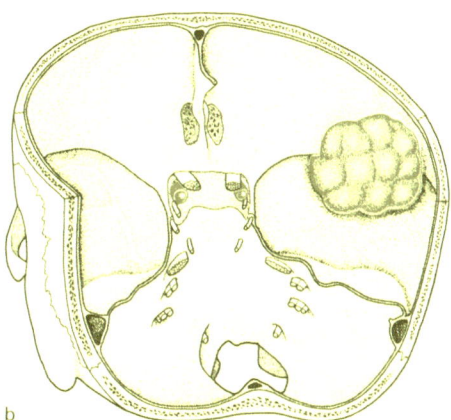

Abb. 4.22a u. b. Meningeom der mittleren Schädelgrube (Keilbeinmeningeom). (a) mediales Keilbeinmeningeom, das die Karotis umwachsen hat und den Sehnerven komprimiert, (b) laterales Keilbeinmeningeom

Vorgehen beim Orbitameningeom
— Osteoplastische Trepanation fronto-temporal.
— Nach Freilegung der vorderen Schädelgrube wird die Orbita von intrakraniell her mit der feinen Diamant-Bohrnadel eröffnet und der Tumor unter dem Operationsmikroskop mikro-chirurgisch entfernt.
— Auch hier Dura-Plastik über der eröffneten Orbita mit einem frei transplantierten Galea-Periost-Lappen.

— Dura- und Wundverschluß wie üblich bei der osteoplastischen Trepanation.

Instrumentarium
Siehe unter Kraniotomie (4.1.), die osteoplastische Trepanation.
Zusätzlich werden gebraucht:
1 Leyla-Retraktor nach Yasargil (selbsthaltende Sperrer, bestehend aus Fixiervorrichtung und Spannarmen)
1 Mikro-Schere
1 Mikro-Dissektor
Elektrische Schlingen in verschiedenen Größen
2 Tumorfaßzangen, groß und klein nach Tönnis
2 verschiedene Faßzangen nach Weil-Blakesley
1 scharfer Löffel nach Daubenspeck
1 Schale für das Tumorpräparat
Eventuelle Haltefäden zum Anschlingen des Meningeoms.
Mittelgroße Nadel.
Mersilene oder Etiflex 2/0 (3 metric)
kleines Klemmchen
1 Metallsaugröhrchen Gr. 10-8-6

Suprasellare Tumoren

Mit Sella turcica („Türkensattel") bezeichnet man anatomisch eine die Gehirnanhangsdrüse enthaltende sattelförmige Vertiefung in der Mitte der mittleren Schädelgrube. Zu den oberhalb der Sella gelegenen (suprasellären) Tumoren gehören im wesentlichen die Kraniopharyngeome, die Hypophysenadenome und das Tuberkulum sellae-Meningeom. Es handelt sich hierbei um gutartige Geschwülste, die kurz über lang zu einer Kompression der Sehnerven und ihrer Kreuzung (Chiasma-Syndrom) führen. Die leitende Indikation zur möglichst radikalen Tumorexstirpation ist daher in den meisten Fällen die fortschreitende Beeinträchtigung des Sehvermögens.

Der operative Zugang zu den intra- und suprasellären Tumoren ist entweder die transfrontale Kraniotomie oder die transnasale transsphenoidale Operation. Die frontale Trepanation wird beim Tuberkulum sellae-Meningeom und bei den sehr großen supra- und parasellär gewachsenen Adenomen und Kraniopharyngeomen gewählt. Der transnasale transsphenoidale Zugang ist die Methode der Wahl bei vorwiegend intrasellären Tumoren (wie zum Beispiel beim eosinophilen Adenom, das zur Akromegalie führt). Allerdings ist dieser besonders schonende Weg oft auch geeignet, Geschwülste zu entfernen, die primär *aus* der Sella suprasellär gewachsen sind (Hypophysenadenome, ein Teil der Kraniopharyngeome).

Transfrontaler Zugang (Abb. 4.23)

Operationstechnik
— Lagerung: Rückenlage und leichte Seitwärtsneigung des Kopfes zur Gegenseite der geplanten Kraniotomie.

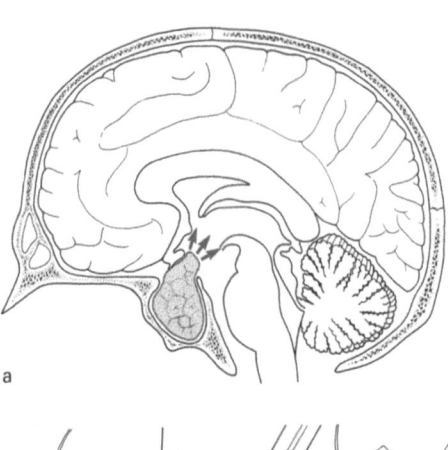

a

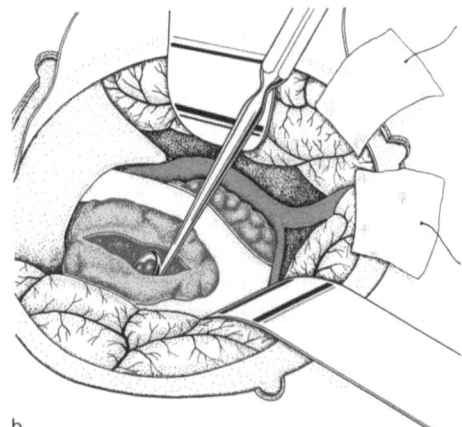

b

Abb. 4.23a u. b. Transfrontale Hirnoperation bei suprasellärem Hypophysenadenom. (a) Tumor wächst aus der Sella hervor und komprimiert den Sehnerven und den Hirnstamm (Pfeile), (b) Enukleation des Tumors in seiner Kapsel

- Hautschnitt von der Stirn zur Schläfe rechts oder links, je nach Seitenlokalisation des Tumors.
- Osteoplastische Trepanation fronto-temporal.
- Nach der Duraeröffnung wird aus den basalen Zisternen Liquor abgesaugt, bis ausreichend Platz gewonnen ist, um das mit Hirnwatte geschützte Stirnhirn vorsichtig mit selbsthaltenden Sperrern beiseite zu halten und den Tumor an der Sehnervenkreuzung freizulegen.
- Die Tumorexstirpation wird unter dem Operationsmikroskop mit Hilfe des entsprechenden mikro-neurochirurgischen Instrumentariums vorgenommen.
- Wundverschluß wie üblich bei der osteoplastischen Trepanation.

Instrumentarium
Siehe unter Kraniotomie (4.1.), die osteoplastische Trepanation.
Zusätzlich werden benötigt:
1 Leyla-Retraktor nach Yasargil (selbsthaltende Sperrer, bestehend aus Fixiervorrichtung und Spannarmen)
1 Spritze 2 ml mit langer dünner Nadel zum Punktieren
1 Sichel-Messer
1 Stilett
1 Mikro-Schere
1 Mikro-Dissektor
2 verschieden große Faßzangen nach Weil-Blakesley
1 feine Hypophysen-Faßzange nach Nicola
2 scharfe Löffel nach Daubenspeck, Größe 0 und 1
2 Hypophysen-Küretten nach Ray
diverse breite und schmale Hirnspatel
1 Metallsaugröhrchen Gr. 8-6

Transnasaler transsphenoidaler Zugang

Operationstechnik
Bei diesem Zugang werden die Sella und damit der Tumor vom Boden der Nasenhöhle (transnasal) aus und durch die Keilbeinhöhle (transsphenoidal) erreicht (Abb. 4.24). Wichtigste Voraussetzungen für diese Operation sind ein Rönt-

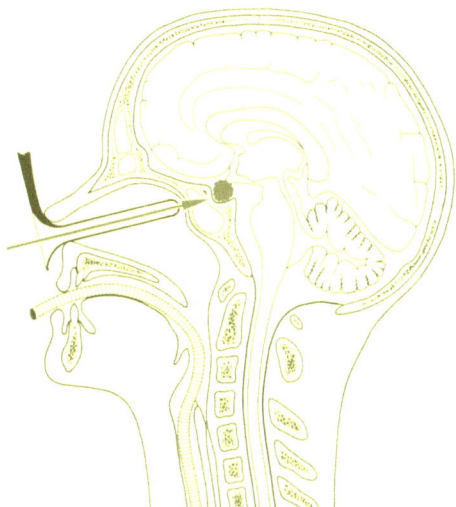

Abb. 4.24. Schematische Darstellung beim transnasalen transsphenoidalen Zugang zur Sella turcica und zu Tumoren dieser Region. Pfeil deutet die Blickrichtung des Operateurs durch das Nasenspekulum an

gen-Bildwandler und das Operations-Mikroskop.
- Lagerung: Rückenlage in halbsitzender Position. Der Kopf wird eine Spur nach rechts zur Seite des Operateurs gedreht und in einer stabilen, Dorne tragenden Kopfhalterung fixiert. Einstellen des Bildwandlers zur seitlichen Durchleuchtung der Schädelbasis und Einfahren des Operationsmikroskopes (Abb. 4.25).
- Vor der eigentlichen Hypophysentumor-Operation wird zunächst aus dem rechten Oberschenkel ein Muskelstückchen für den späteren Verschluß der eröffneten Sella entnommen.
- Desinfektion des kranialen Operationsgebietes: Die Mundschleimhaut und die Nasenhöhlen werden mit in antiseptischer Lösung angefeuchteten Stieltupfern gesäubert. Anschließend werden der Mund und der Rachen mit sterilen Gazestreifen austamponiert. Zur Vermeidung störender Schleimhautblutungen werden die Schleimhäute der Nase und die Mukosa des Oberkiefers mit adrenalinhaltiger 1%iger Procain-Lösung infiltriert. Der äußere Bereich um Mund und Nase wird jodiert und dann mit Folie und Schlitztuch,

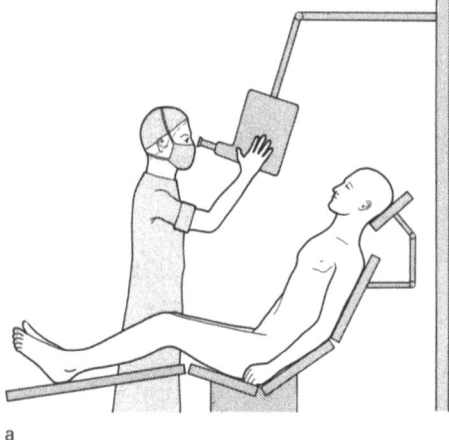

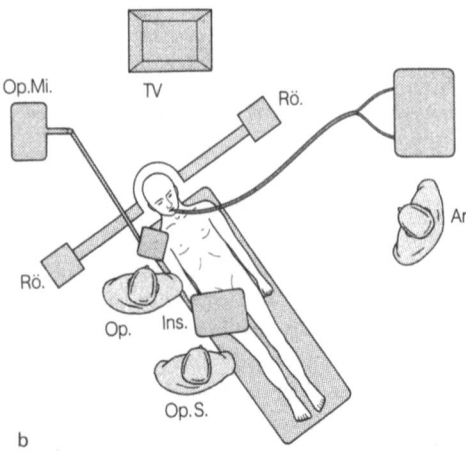

das nur die Oberlippe frei läßt, abgedeckt. Mit großen Tüchern wird der angrenzende Operationsbereich einschließlich Bildwandler zugedeckt.

— Nach Anheben der Oberlippe mit zwei Langenbeck-Haken wird ein horizontaler Schnitt durch die Oberkieferschleimhaut oberhalb der Alveolarfortsätze gelegt (Abb. 4.26).
— Die Kanten des Oberkiefers werden mit der Smith-Kerrison-Stanze abgetragen, und mit dem Periost-Elevator wird die Nasenschleimhaut vom Nasenseptum abgelöst.
— Nach Resektion des unteren Nasenseptums mit der scharfen Nasen-Zange nach Jansen-Middleton wird das Nasenspekulum eingesetzt (Abb. 4.26).
— Eröffnung der Keilbeinhöhle teils mit einem kleinen Drill-Bohrer, teils mit der kleinsten Kerrison-Stanze. Exstirpation der Schleimhaut der Kieferhöhle.
— Eröffnung der Sella mit dem Mikro-Drill-Bohrer und mit der kleinsten Kerrison-Stanze unter ständiger Röntgenkontrolle.

Abb. 4.25 a u. b. Transnasale transsphenoidale Hypophysentumor-Operation. (a) Lagerung des Patienten, (b) Aufbau im Operationssaal (TV = Fernsehen, Rö = Röntgenbildwandler, Op.Mi. = Operations-Mikroskop, Op. = Operateur, Op.S. = Operations-Schwester, Ins. = Instrumentiertisch, An. = Anästhesist)

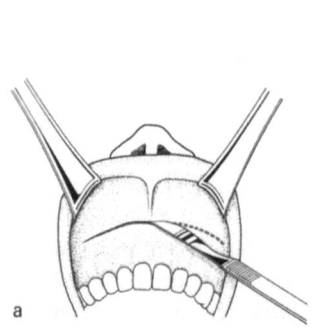
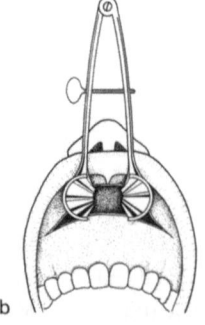
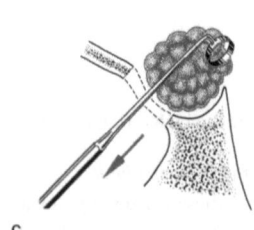
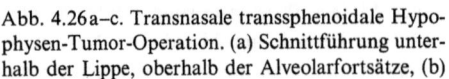

Abb. 4.26 a–c. Transnasale transsphenoidale Hypophysen-Tumor-Operation. (a) Schnittführung unterhalb der Lippe, oberhalb der Alveolarfortsätze, (b) Einsetzen des Nasenspekulums (schraffiert: Wand der Sella), (c) Nach Eröffnung der Sellawand Enukleation des Tumors mit Ringkurette

- Kreuzförmige Inzision der Dura an der Stelle der eröffneten Sella mit einer langgriffigen feinen Lanzette.
- Die Tumorexstirpation erfolgt mit Hilfe von geraden und abgewinkelten Ring-Küretten, Löffelchen, Mikro-Faßzangen und geraden und abgebogenen feinen Metallsaugern (s. Abb. 4.26).
- Nach der Tumorentfernung wird das Sellalumen mit dem zuvor entnommenen Muskelstück verschlossen. Zusätzlich kann noch ein Stück des resezierten Nasenseptums vor die Sellaöffnung gelegt werden.
- Nach Herausnahme des Spekulums werden lediglich am Oberkiefer die Schleimhäute mit Catgut genäht. Entfernen der Tamponaden aus der Mundhöhle. Die Nasenhöhlen werden mit Gazestreifen für 24 Std austamponiert.

Instrumentarium (Abb. 4.27)
1 Skalpellgriff, Klinge Nr. 19
2 feine chirurgische Pinzetten
1 Metzenbaum-Schere
1 Rippen-Raspatorium
1 Raspatorium nach Yasargil (Mikro-Dissektor)
2 Paar Langenbeck-Haken
2 Spekula nach Cushing-Landolt, 7 und 9 cm lang
1 Spreiz-Zange zum Spreizen der Spekula nach Landolt
1 Hypophysen-Stanze nach Kerrison-Jacobi, 1 mm Maulbreite
1 Hypophysen-Stanze nach Kerrison-Jacobi, 2 mm Maulbreite
1 Hypophysen-Stanze nach Ferris-Smith-Kerrison, 3 mm

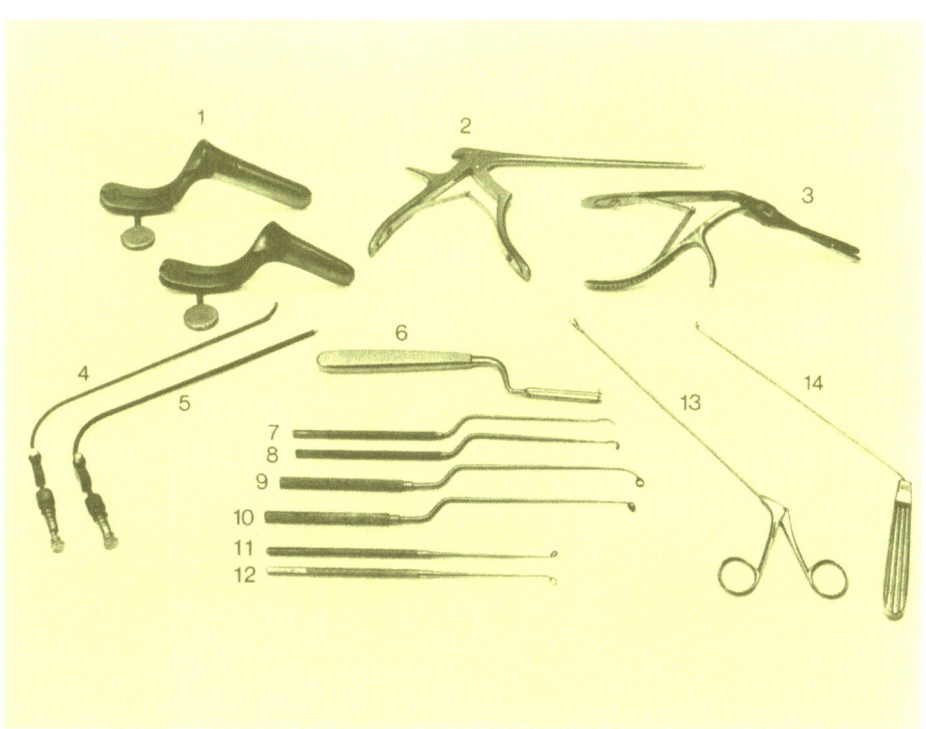

Abb. 4.27. *Transnasale Hypophysektomie.* 1. zwei Spekula nach Cushing-Landolt, 9 und 7 cm lang; 2. Knochenstanze nach Kerrison-Jacobi, 2 mm Maulbreite; 3. Scharfe Nasenzange nach Jansen-Middleton; 4. u. 5. isolierte Saugröhrchen nach Frazier, aufgebogen und gerade; 6. Septum-Schwingmesser nach Ballenger; 7. Raspatorium nach Nicola; 8. Enukleator nach Hardy; 9. Hypophysen-Kurette nach Nicola, biegsam; 10. Hypophysen-Kurette nach Hardy; 11. u. 12. zwei Hypophysen-Kuretten nach Ray, horizontal und vertikal; 13. Hypophysen-Faßzange nach Nicola; 14. Hypophysen-Löffel

- 1 Hohlmeißel-Zange nach Jansen
- 1 scharfe Nasenzange nach Jansen-Middleton
- 1 Septum-Meißel nach Killian-Claus
- 1 Septum-Schwingmesser nach Ballenger Stryker-Druckluftbohrer
- 2 verschiedene Faßzangen nach Weil-Blakesley
- 1 feine Hypophysen-Faßzange nach Nicola
- 1 scharfe Hypophysen-Faßzange nach Yasargil
- 1 lange Faßzange nach Love-Grünwald
- 1 Hypophysen-Pinzette nach Hunt-Yasargil
- 1 Hypophysen-Pinzette nach Adson
- 2 Hypophysen-Kuretten nach Ray, horizontal und vertikal
- 1 Hypophysen-Kurette nach Nicola (Bajonett)
- 1 Raspatorium nach Nicola (Bajonett)
- 2 Dissektoren nach Hardy
- 2 Enukleatoren nach Hardy
- 2 Dissektoren nach Tönnis, breit und schmal
- 1 Plattenmesser
- 1 Sichelmesser
- 1 Stilett
- 1 Mikro-Schere
- 1 2 ccm Rekordspritze mit langer Kanüle zum Punktieren
- 1 bipolare Pinzette mit Kabel
- 1 Saugschlauch mit Metallsaugröhrchen
- 2 12er Metallsaugröhrchen
- 2 10er Metallsaugröhrchen
- 2 8er Metallsaugröhrchen
- 2 6er Metallsaugröhrchen
- 1 Pollitzer Ballon mit Ansatz oder 2 Spritzen 20 ml mit Knopfkanülen
- 1 Schale für Hirnwatte
- 1 Reagenzröhrchen für Tumorgewebe Hirnwatte

Naht
(Mukosanaht) Catgut 3/0 (2 metric), kleine runde Nadel

4.1.3.2. Infratentorielle Geschwülste

Hierzu zählen die *Tumoren des Kleinhirns*, wie das Medulloblastom, das meist zystische Spongioblastom und das Ependymom und die *Tumoren des Kleinhirnbrückenwinkels*, wie das vom VIII. basalen Nirnnerven ausgehende Akustikusneurinom. Das Medulloblastom ist eine bösartige, das Spongioblastom eine gutartige Geschwulst. Beide Tumoren kommen vorwiegend im Kindesalter vor. Die Ependymome können sowohl benigne als auch maligne sein. Das Akustikusneurinom ist ein gutartiges Gewächs.

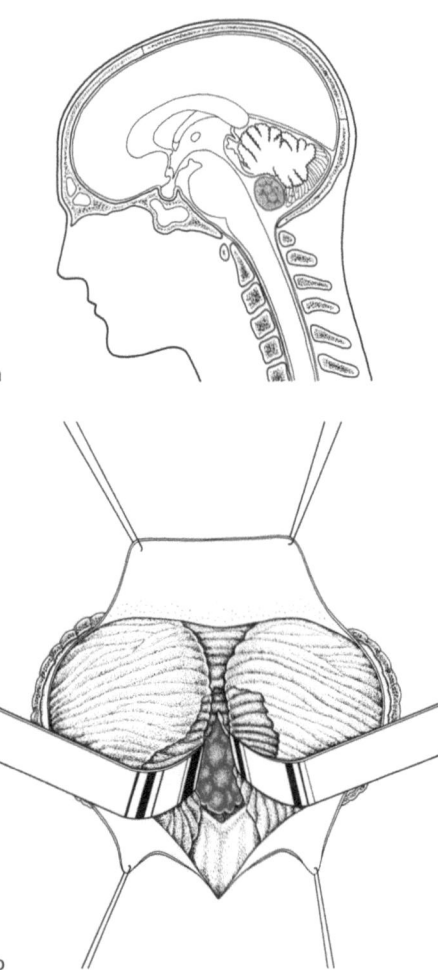

Abb. 4.28 a u. b. Hirntumoroperation bei Kleinhirntumor. (a) Tumor im Bereich der IV. Hirnkammer, (b) Darstellung des Tumors in der IV. Hirnkammer (schwarz schraffiert), Offenhalten der IV. Hirnkammer durch zwei Hirnspatel

Kleinhirntumoren (Abb. 4.28)

Operationstechnik
- Lagerung: Je nach Gewohnheit des Operateurs entweder Seitenlage oder sitzende Position des Patienten.
- Das Medulloblastom und auch das Ependymom sind meistens in der VI. Hirnkammer lokalisiert. Das Spongioblastom findet sich gewöhnlich in einer der beiden Kleinhirnhemisphären. Die Freilegung der hinteren Schädelgrube erfolgt mittels *osteoklastischer Trepanation*, in der Regel von einem subokzipito-zervikalen Mittellinienschnitt aus.
- Bei einem Kleinhirnhemisphären-Tumor (Spongioblastom) Vorgehen wie bei den Gliomen des Großhirns: Inzision der Hirnrinde mit bipolarer Koagulations-Pinzette und Mikro-Schere. Abdecken des gesunden Kleinhirns an der jeweiligen Resektionslinie mit Hirnwatte. Ausschälen der Zyste und des Tumors mit Dissektoren.
- Bei Tumoren in der IV. Hirnkammer: Abdecken der freiliegenden Kleinhirnhemisphäre mit großen angefeuchteten Hirnwattestreifen und Eröffnung des IV. Ventrikels vom hinteren Dach der Hirnkammer aus mittels bipolarer Koagulation, Mikro-Schere und Mikro-Dissektor. Liegt ein abgrenzbarer Tumor vor, so wird nach schrittweisem schützendem Abdecken des Bodens der IV. Hirnkammer (unterer Hirnstamm mit Zentren für Atmung und Kreislauf!) mit Hirnwattestreifen die Geschwulst mit Dissektoren ausgeschält. Bei mehr diffus wachsenden Tumoren wird die Geschwulst stückweise mit feinen Faßzangen und mit kleinen Stahlsaugern entfernt. Während der Präparation und der Tumorexstirpation wird das Tumorbett bzw. der IV. Ventrikel mit Hirnspateln offen gehalten.
- Wundverschluß wie bei der osteoklastischen Trepanation (s. 4.1.).

Instrumentarium
Siehe unter Kraniotomie (osteoklastische Trepanation 4.1.). Zusätzlich werden benötigt:
Leyla-Retraktor nach Yasargil (selbsthaltende Sperrer, bestehend aus Fixiervorrichtung und Spannarmen)
1 Cushing-Kanüle
1 Mikro-Schere
1 Mikro-Dissektor; diverse Hirnspatel
1 Sichel-Messerchen
1 feines gerades langes Messer (Stilett)
3 verschiedene Tumorfaßzangen nach Tönnis
2 verschiedene Tumorfaßzangen nach Weil-Blakesley
scharfe Löffel nach Daubenspeck, Größe 0 und 1
1 Hypophysenfaßzange nach Nicola
2 Hypophysen-Kuretten nach Ray, horizontal und vertikal
1 Metallsaugröhrchen Gr. 10-8-6

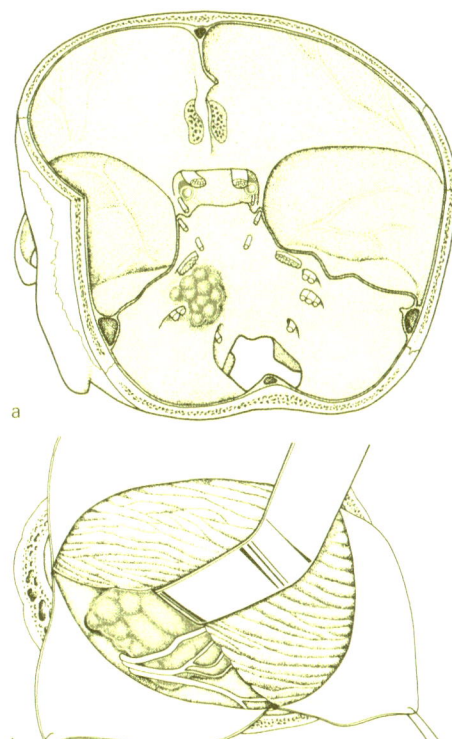

Abb. 4.29a u. b. Hirnoperation bei Akustikusneurinom (Kleinhirnbrückenwinkel-Tumor). (a) Tumor schraffiert an der Schädelbasis mit Beziehung zu den basalen Hirnnerven, (b) Darstellung des Tumors im Kleinhirnbrückenwinkel (Hirnspatel hält die Kleinhirn-Hemisphäre beiseite). Über die Tumorkapsel laufen intakte Hirnnerven, die bei der Operation geschont werden müssen

Akustikusneurinom (Abb. 4.29)

Operationstechnik
— Lagerung wie beim Kleinhirntumor sitzende Position oder Seitenlage, je nach Gewohnheit des Operateurs.
— Schnittführung: Entweder senkrechter paramedianer Hautschnitt oder bei sehr großen Tumoren, wo eine ausgiebige Eröffnung der hinteren Schädelgrube mit Resektion des Atlasbogens notwendig sein kann, lateromedianer Bogenschnitt.
— Freilegung des Kleinhirnbrückenwinkels durch *osteoklastische Trepanation*.
— Nach Exposition des Neurinoms unter dem *Operationsmikroskop* zunächst Inzision der Tumorkapsel und intrakapsuläre Verkleinerung des Tumors mit feinen Küretten, Faßzangen und scharfen Löffelchen.
— Mikro-chirurgische Lösung des Resttumors und seiner Kapsel vom Hirnstamm („Brücke"), Kleinhirn und von basalen Hirnnerven und wichtigen, die Brücke ernährenden Gefäßen sowie Exstirpation des im inneren Gehörgang gelegenen Tumoranteils. Um diesen Geschwulstanteil total entfernen zu können, muß zuvor der innere Gehörgang vom Kleinhirnbrückenwinkel aus mit einem kleinen Diamant-Bohrer aufgefräst werden.
— Wundverschluß wie üblich bei der osteoklastischen Trepanation der hinteren Schädelgrube.

Instrumentarium
Wie zur osteoklastischen Kraniotomie (s. 4.1.) und wie zum Kleinhirntumor.
Zusätzlich wird noch der Stryker-Druckluft-Bohrer gebraucht zum Auffräsen des inneren Gehörganges (Porus acusticus internus).

4.1.3.3. Hirnabszeß

Zu den selteneren raumfordernden intrakraniellen Prozessen, die das klinische Bild eines Hirntumors vortäuschen können, gehört der Hirnabszeß. Sein Ursprung ist in den meisten Fällen eine Infektionsquelle im Mittelohr oder in den Nasen-Nebenhöhlen oder eine septische Embolie im Rahmen einer kardio-pulmonalen Grundkrankheit.

Operationstechnik
Es gibt grundsätzlich zwei Verfahren der operativen Behandlung des Hirnabszesses:
1. die Abszeßpunktion von einem Bohrloch aus und
2. die osteoplastische Kraniotomie mit radikaler Exstirpation des Abszesses in seiner Kapsel.

Abszeßpunktion
Dieses rasche und risikolose Verfahren ist angezeigt beim akuten dekompensierten Hirndruck und im Frühstadium der Abszedierung, wenn noch keine stärkere Kapselbildung zu erwarten ist. Der Eingriff besteht lediglich in einem kranialen Bohrloch, einer Punktion des Hirnabszesses mit der Cushing-Nadel und in der Implantation eines weitlumigen Nellaton-Katheters in die Abszeßhöhle zur Dauerdrainage und zum täglichen Anspülen mit antibiotischer Lösung.

Abszeßexstirpation
Die Kraniotomie ist die Methode der Wahl beim reifen abgekapselten Abszeß im Stadium des noch kompensierten Hirndrucks. Die Ausschälung des Abszesses aus dem Gehirn wird technisch wie eine intrazerebrale Gliomexstirpation durchgeführt.

Instrumentarium
Wie zur Kraniotomie (s. 4.1.), die osteoplastische Trepanation.

4.1.4. Eingriffe bei spontanen intrazerebralen Blutungen

Im Gegensatz zu den posttraumatischen zerebralen Hämatomen bezeichnet man die durch keine äußerliche Gewalteinwirkung bedingten, plötzlich auftretenden Hämorrhagien im Schädelinnenraum als *spontane* intrakranielle Blutungen. Diese spontanen intrakraniellen Hämatome sind meistens *intrazerebrale Massenblutungen*, die nicht selten als Folge eines Bluthochdruckleidens entstehen und sich praktisch immer als Wühlblutungen im Marklager des Gehirns ausbreiten. Bricht eine Wühlblutung bis in die Hirnkammer durch, spricht man auch von einer Ventrikeleinbruch-Blutung. Die häufigste Ursache einer spontanen *primären* Ventrikelblutung ist eine arterio-venöse Gefäßmißbildung (Angiom) oder ein gefäßreicher Tumor in der Hirnkammer bzw. in Ventrikelnähe. Eine besondere und klinisch sehr wichtige Form der spontanen intrakraniellen Hämorrhagien ist die sogenannte *Subarachnoidalblutung*. Hierbei handelt es sich um eine Blutung aus einem rupturierten *Hirnarterien-Aneurysma* oder einem perforierten *Angiom* in die intrakraniellen Liquorräume.

4.1.4.1. Intrazerebrale Massenblutungen

Operationsziel

Senkung des Hirndruckes und Verhinderung der kompletten zerebralen Herniation durch Entfernung des intrazerebralen Hämatoms. Hat die spontane Massenblutung bereits zum Koma mit Dezerebrationszeichen („Mittelhirn-Syndrom") geführt, so ist eine Trepanation fast immer aussichtslos.

Operationstechnik

— Lagerung und osteoplastische Trepanation wie bei einem Hirntumor (Gliom).
— Nach lappenförmiger Duraeröffnung wird über der intrazerebralen Blutung die Hirnrinde in typischer Weise mit bipolarer Koagulation, Mikro-Schere und Mikro-Dissektor inzidiert. Die zerebralen Wundränder werden mit Hirnwatte abgedeckt und die Hämatomhöhle mit Hirnspateln offengehalten.
— Evakuation des teils dunklen flüssigen, teils geronnenen Blutes mit entsprechend großen Saugern. Tiefer in der zerebralen Hämatomhöhle gelegene Koagel („Klots") können auch mit feinen Faßzangen hervorluxiert und so exstirpiert werden.
— Blutstillung wie beim Hirntumor: Mit Hämo-Klipps bzw. mit bipolarer Koagulation. Feinere Sickerblutungen können auch mit aufgelegten Fibrin-Schaumplatten gestillt werden.
— Wundverschluß wie üblich bei der *osteoplastischen Trepanation*.

Instrumentarium
Wie zur Kraniotomie (s. 4.1. u. 4.1.3.).

4.1.4.2. Aneurysma

Mit einem Hirnarterienaneurysma (Abb. 4.30) bezeichnet man eine umschriebene, meist säckchenförmige Erweiterung der zerebralen arteriellen Gefäßwand. Diese Aneurysmen finden sich fast ausschließlich im Bereich der in den basalen Liquorräumen verlaufenden Hauptthirnschlagadern (A. carotis interna, A. basilaris) und an der Aufzweigung in ihre größeren Äste (A. cerebri anterior, media und posterior) bzw. an den Verbindungsstellen der größeren Hirnarterien untereinander (Ramus communicans anterior und posterior). Die Aneurysmen des Karotis-Kreislaufes sind bei weitem häufiger als die des Vertebralis-Basilaris-Gefäßsystems. Die lebensgefährliche Komplikation eines arteriellen Hirnaneurysmas ist die Ruptur an der Aneurysma-Kuppe mit nachfolgender Blutung in den subarachnoidalen Liquorraum. Wird die erste Aneurysma-Blutung überlebt auf Grund einer raschen Tamponade der Rupturstelle durch das

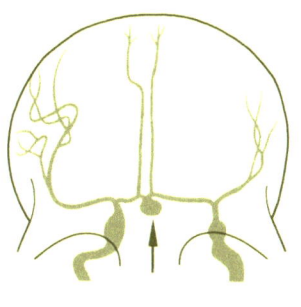
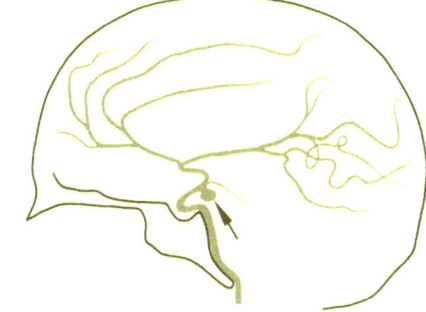

Abb. 4.30 a u. b. Angiographische Darstellung eines Aneurysmas. (a) Ramus communicans anterior-Aneurysma, (b) supraklinoidales Karotis-Aneurysma

Gehirn und seine weichen Häute und durch lokale Thrombusbildung, so besteht keinesfalls immer schon eine spontane Dauerheilung. In vielen Fällen, so hat die Erfahrung gelehrt, kommt es innerhalb von zwei bis drei Wochen zu einer dann oft tödlichen Rezidivblutung.

Operationsziel
Ausschaltung des Aneurysmas durch Aufsetzen eines speziellen Gefäß-Klipps („Aneurysma-Klipp") unter gleichzeitiger Erhaltung der Blutzirkulation in der betroffenen Hirnarterie („Aneurysma-Klippung": Abb. 4.31). Wegen der tödlichen Gefahr einer Rezidivblutung muß dieser Eingriff innerhalb einer Woche nach der ersten Blutung vorgenommen werden, sofern der Zustand des Patienten die Trepanation erlaubt.

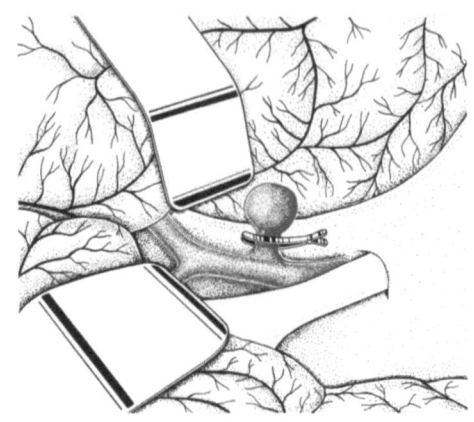

Abb. 4.31. Freilegung eines supraklinoidalen Karotis-Aneurysmas und Klippung des Aneurysmas am Hals

Operationstechnik
Der operative Zugang zu den Aneurysmen des Karotis-Kreislaufes ist die fronto-temporale Kraniotomie, zu den selteneren Vertebralis-Basilaris-Aneurysmen die osteoklastische Trepanation der hinteren Schädelgrube bzw. die temporale Kraniotomie. Die Operation wird unter dem Operationsmikroskop durchgeführt.

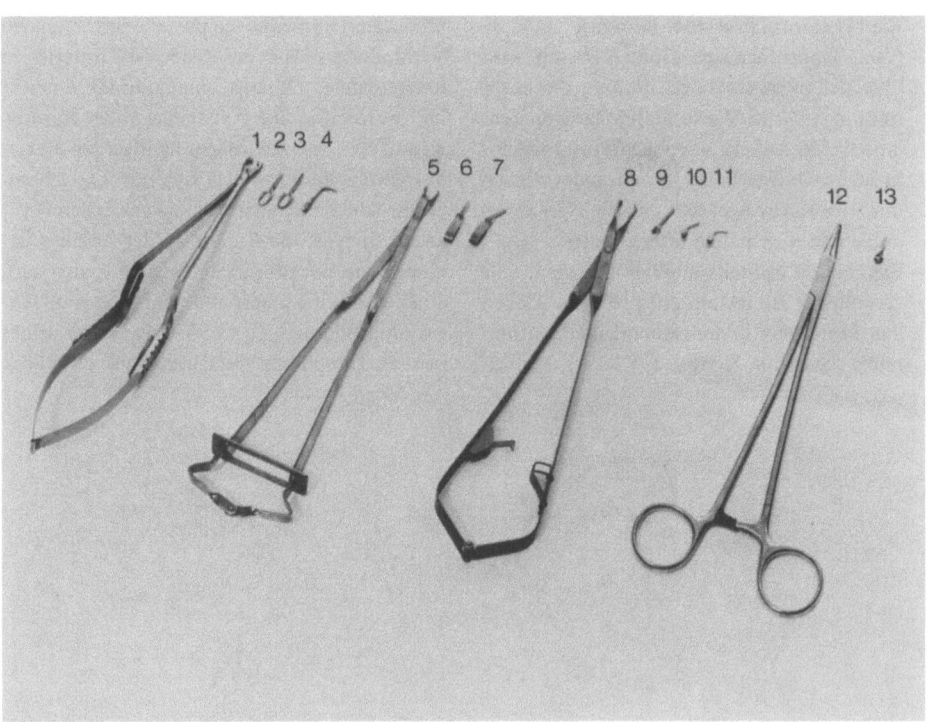

Abb. 4.32. *Aneurysma-Klipps.* 1. Yasargil-Klipphalter; 2.–4. drei verschiedene Yasargil-Klipps; 5. Mayfield-Klipphalter; 6. u. 7. Mayfield-Klipp, gerade und abgewinkelt; 8. Heifetz-Klipphalter; 9.–11. diverse Klipps; 12. Scoville-Klipphalter; 13. Scoville-Klipp

- Lagerung je nach geplanter Kraniotomie: Rückenlage mit etwa um 45 Grad zur Gegenseite gedrehtem Kopf bei der fronto-temporalen osteoplastischen Trepanation, Seitenlage oder sitzende Position bei der Trepanation der hinteren Schädelgrube.
- Freilegung eines Aneurysmas des Karotis-Kreislaufs: Nach osteoplastischer Trepanation fronto-temporal wird die Dura nicht lappenförmig, wie bei den Hirntumoren, sondern nur am vorderen fronto-orbitalen Trepanationsrand eröffnet und mit atraumatischer Seide 3/0 hochgenäht. Am hinteren Trepanationsrand wird die Halterung für die selbsthaltenden Sperrer angebracht.
- Nach Abdecken des orbitalen Stirnhirns und des medialen Anteils des Schläfenhirns mit Hirnwatte unter Freilassung der die beiden Hirnlappen trennenden Sylviischen Furche wird unter leichtem Hirnspateldruck und unter mikroskopischer Sicht auf die basalen Liquorzisternen zugegangen. Die weiche Hirnhaut (Arachnoidea) über den Zisternen wird mit bipolarer Koagulation und Mikro-Schere eröffnet. Durch Absaugen von Liquor wird intrakraniell ausreichend Platz gewonnen, um das Stirnhirn ohne wesentlichen Druck weiter mit den Hirnspateln beiseite zu halten.
- Die Arachnoidea über der Sylviischen Furche wird schrittweise von basal her mit der Mikro-Schere inzidiert, und es werden dann die aus dem Kanal der Schädelbasis intrakraniell hervortretende A. carotis interna und ihre Aufzweigung in die A. cerebri media und anterior freigelegt.
- Die mikro-chirurgische Präparation zum Aneurysma und am Aneurysma wird im wesentlichen mit folgenden Instrumenten vorgenommen: bipolare Koagulations-Pinzette, Mikro-Schere, Mikro-Dissektor, verschiedene Mikro-Knopfsonden und stumpfe Schielhäkchen, kleinste Metallsauger.
- Liegt der „Hals" des Aneurysmas schließlich frei, so wird mit einem Klipp, der in einer Spezialhalterung geführt wird, unmittelbar tangential zur Hirnarterie das Aneurysma an seiner Basis verschlossen (Abb. 4.31).
- Für die Aneurysma-Klippung stehen verschiedene Klipps (Abb. 4.32) zur Verfügung.

Die vom Neurochirurgen am häufigsten verwendeten Klipps sind: der Klipp nach Yasargil, nach Heifetz und Scoville, darunter finden sich gerade, leicht gebogene, stark gebogene und abgewinkelte Klipps. Je nach mikro-neurochirurgischer Situation wird die Wahl des Klipps getroffen. Es müssen alle Klipp-Typen mit entsprechenden Spezialhalterungen während der mikro-chirurgischen Präparation für den Operateur griffbereit sein. Vor dem endgültigen Aufsetzen des Klipps am Aneurysma muß zuvor geprüft werden, ob sich diese kleine Gefäßklemme leicht öffnen und schließen läßt und ob sie dabei auch nicht ihre Spannung verliert.

- Wundverschluß wie üblich bei der *osteoplastischen Trepanation*.

Instrumentarium
Wie zur Kraniotomie (s. 4.1.).
Zusätzlich werden benötigt:
  Leyla-Retraktor nach Yasargil (selbsthaltende Sperrer)
1 Mikro-Schere
1 Mikro-Dissektor
  Yasargil-Klipphalter und Klipps
  Mayfield-Klipphalter und Klipps
  Scoville-Klipphalter und Klipps
  Heifetz-Klipphalter und Klipps
  Fadenführer nach Yasargil, Faden Mersilene 2/0
1 großer Hämo-Klipphalter und Klipps
1 Raspatorium nach Yasargil
  Mikro-Dissektor)
1 Gefäßhäkchen nach Krayenbühl ohne Knopf
1 Gefäßhäkchen nach Krayenbühl mit Knopf (Schielhäkchen mit Knopf)
1 Knopfsonde nach Jacobson, gebogen (abgewinkeltes Schielhäkchen)
1 Metallsaugröhrchen Gr. 8-6

4.1.4.3. Angiom

Die zerebralen angiomatösen Gefäßfehlbildungen (Abb. 4.33) liegen als konvolutartige arteriovenöse Schlingen an der Hirnoberfläche oder tief verborgen unter der Hirnrinde. Die beiden wesentlichen Gefahren der zerebralen Angiome sind der chronische Durchblutungsmangel ge-

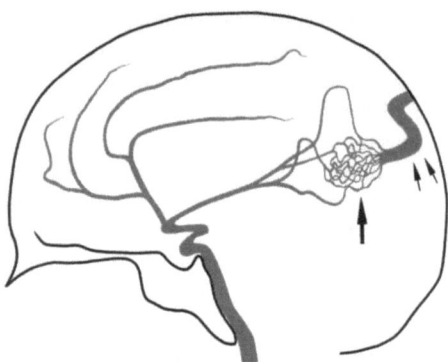

Abb. 4.33. Darstellung eines arterio-venösen Angioms im seitlichen Karotis-Angiogramm (größerer Pfeil weist auf das Angiomknäuel, die beiden kleineren Pfeile weisen auf die enorm vergrößerte, drainierende Vene)

sunder Hirnareale infolge starker Sogwirkung des Angioms und die intrakranielle Blutung infolge einer Perforation der oft dünnwandigen Gefäßknäuel.

Operationsziel
Exstirpation des Angioms und ggf. auch Evakuation eines intrazerebralen Begleithämatoms unter weitestgehender Schonung des gesunden, an das Angiom unmittelbar grenzenden Hirngewebes und der nicht direkt an der Gefäßfehlbildung beteiligten Hirngefäße. Der Eingriff muß als *Notoperation* vorgenommen werden, wenn eine große raumfordernde Blutung mit zunehmender Verschlechterung des klinischen Zustandes diagnostiziert wird. In allen übrigen Fällen erfordert die Angiom-Exstirpation eine besonders sorgfältige Operationsplanung, wobei eine optimale angiographische Diagnostik präoperativ unerläßlich ist.

Operationstechnik
Grundsätzlich wie in der Aneurysma-Neurochirurgie: Das Angiom wird durch eine ausreichend große Trepanation freigelegt, die weitere Angiom-Exstirpation erfolgt unter dem Operationsmikroskop. Folgende präparatorische Schritte werden unterschieden:
— Aufsuchen und Klippung der großen zuführenden, das Angiom „speisenden" Gefäße.
  Für das Verschließen sehr großer Angiom-

arterien werden Aneurysma-Klipps, für kleinere Gefäße Hämo-Klipps genommen.
— Freipräparation des eigentlichen hämangiomatösen „kapillären" Gefäßknäuels.
— Zuletzt Verschluß der Venen, die das Angiom drainieren.
— Lösung und Entfernung des arterio-venösen Angiomknäuels aus dem Gehirn.
— Wundverschluß wie üblich bei der Kraniotomie.

Instrumentarium
Wie zur Aneurysma-Chirurgie.

4.1.5. Offene Eingriffe bei der Trigeminusneuralgie

Als „N. trigeminus" wird anatomisch der sensible Gesichtsnerv bezeichnet. Es handelt sich um den fünften der zwölf basalen Hirnnerven. Der Nerv hat drei periphere Äste: den Stirn-, den Oberkiefer- und den Unterkieferast. Durch kleine Öffnungen an der Schädelbasis gelangen diese Trigeminusäste in den intrakraniellen Raum und treffen sich am Boden der mittleren Schädelgrube in einem Nervenknoten, dem Ganglion Gasseri. Von hier aus ziehen die Trigeminusfasern in die hintere Schädelgrube und treten in Höhe der Brücke in den unteren Hirnstamm ein (Abb. 4.34). Bei der sogenannten essentiellen oder idiopathischen Trigeminusneuralgie liegt eine bislang noch nicht restlos aufgeklärte Störung im Ganglion Gasseri vor. Klinisch ist die Trigeminusneuralgie durch anfallsweise auftretende heftigste, schneidende Schmerzen im Ausbreitungsgebiet eines Astes oder gelegentlich auch zweier Nervenäste gekennzeichnet. In vielen Fällen können die Schmerzattacken durch bestimmte Medikamente sehr gut unterbrochen werden. Bei jenen Patienten aber, wo Tabletten nicht helfen oder zu gefährlichen Nebenwirkungen führen, ist eine neurochirurgische Operation erforderlich. Als *Ersteingriff* ist die perkutane Thermokoagulation (s. 4.5.1.) die Methode der Wahl. Ist durch dieses Koagulationsverfahren keine schlagartige Schmerzfreiheit zu erzielen oder kommt es nach wiederholten Thermokoagulationen immer wieder zu Schmerzrezidiven, so ist eine der beiden

Operationen am Wirbelsäulenkanal, am Rückenmark und an den Spinalwurzeln

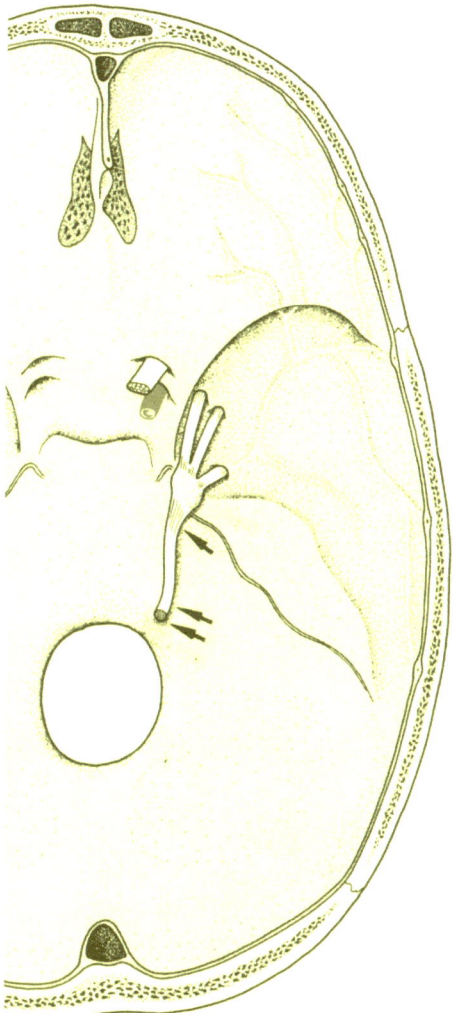

Abb. 4.34. Verlauf des N. trigeminus an der Schädelbasis. Einzelpfeil weist auf den retro-granglionären Faserfächer hin, Doppelpfeil markiert die Stelle des Eintrittes des Trigeminusnerven in den Hirnstamm

Operationstechnik
— Bei dem Verfahren nach Frazier wird von einem auf Markstückgröße *osteoklastisch* erweiterten temporobasalen Bohrloch aus die Dura von der mittleren Schädelgrube abgehoben und das Ganglion Gasseri mit den retroganglionären Fasern freigelegt. Die Nervenfasern hinter dem Ganglion werden soweit wie nötig mit der Mikro-Schere durchtrennt.
— Lagerung: Halbsitzende Position. Hautschnitt: Zwei Querfinger vor dem Ohr und senkrecht zum Jochbeinbogen.

Instrumentarium
Prinzipiell wie zur osteoplastischen Trepanation (s. 4.1.).
— Operation nach Dandy
Freilegung des betreffenden Kleinhirnbrückenwinkels von einem subokzipitalen Paramedianschnitt aus. Die Trigeminusfasern werden kurz vor Eintritt in die Brücke am unteren Hirnstamm mit der Mikro-Schere durchtrennt.
— Lagerung und Instrumentarium wie üblich zur *osteoklastischen* Trepanation der hinteren Schädelgrube (s. 4.1.).

klassischen und seit langem bewährten, *offenen* Operationsverfahren angezeigt: die Operation nach Frazier bzw. der Eingriff nach Dandy.

Operationsziel
Durchtrennung der hinter dem Ganglion verlaufenden Trigeminusfaser („retroganglionäre Rhizotomie") und damit Unterbrechung der Schmerzleitung vom Ganglion zum Hirnstamm.

4.2. Operationen am Wirbelsäulenkanal, am Rückenmark und an den Spinalwurzeln. Die Laminektomie

Neurochirurgische Operationen im Bereich des Wirbelsäulenkanals des Rückenmarkes und der Spinalnerven werden allgemein als *spinale* Eingriffe bezeichnet. Eine spinale Operation kann indiziert sein bei:
raumbeengenden Prozessen im Spinalkanal, wie Tumoren oder Bandscheibenvorfällen, und bei Verletzungen der Wirbelsäule (traumatische Wirbelfrakturen).
Der operative Zugang zum Spinalkanal ist üblicherweise der dorsale Weg. Die Eröffnung des Wirbelsäulenkanals mit Freilegung der das Rückenmark umhüllenden Dura von dorsal aus, bezeichnet man als *Laminektomie*. Hierbei werden Wirbeldorne und die betreffenden Wirbelbögen unter Erhaltung der tragenden Wirbel-

gelenke reseziert. Wird nur auf einer Seite der Wirbelbogen entfernt, so spricht man von einer *Hemi-Laminektomie*.

Der spinale Eingriff beschränkt sich aber in einer Reihe von Fällen, wie zum Beispiel bei den lumbalen Bandscheibenprolapsen (s. 4.2.2.) auf einen viel kleineren Zugang (s. interlaminäre Fensterung), oder es kommt, wie bei zervikalen Bandscheibenvorfällen und Halswirbelkörper-Tumoren, unter Umständen ein Zugang von ventral in Frage (s. Operation nach Cloward 4.2.3.). Es soll aber zunächst der „klassische", insbesondere für Spinaltumoren wichtigste operative Zugang, die Laminektomie, beschrieben werden.

Die Laminektomie (s. Abb. 4.35 bis 4.38)

— Bauch- oder Seitenlagerung (Abb. 4.35) je nach Schule und Gewohnheit des Operateurs. Bei einer zervikalen Laminektomie kommt auch die Position im Sitzen mit leicht nach vorn gebeugtem Kopf des Patienten in Frage. Wichtig ist, daß bei der Seiten- und Bauchlagerung keine ungebührlich starke Kompression auf den Thorax bzw. auf das Abdomen ausgeübt wird, da dies sonst infolge einer Drucksteigerung im Venen-System zu stärkeren, an sich nicht notwendigen venösen Blutungen aus dem Spinalraum führen kann. Bei sitzender Position muß stets an die Möglichkeit einer Luftembolie gedacht werden, und es sollten daher zusammen mit dem Anästhesisten vorbeugende Maßnahmen getroffen werden.

— Hautschnitt median über den betreffenden Dornfortsätzen.
— Paramediane beidseitige Inzision der Faszie und Lösung der paravertebralen Muskelansätze.

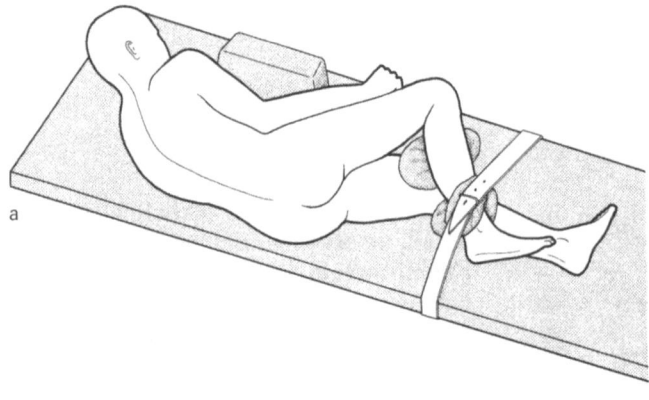

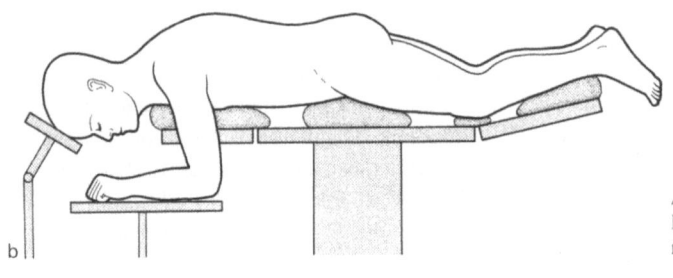

Abb. 4.35a u. b. Lagerung zur Laminektomie. (a) Seitenlagerung, (b) Bauchlagerung

- Abschieben der Muskulatur von den Wirbelbögen mit dem breiten Meißel. Dann Einsetzen der selbsthaltenden geraden bzw. gebogenen Muskelspreizern. Noch vorhandene Muskelreste an den Wirbeldornen werden mit scharfen Faßzangen entfernt (Abb. 4.36).
- Abtragen der Dorne und Wirbelbögen einschließlich des hinteren Längsbandes mit entsprechenden Hohlmeißel-Zangen und mit der Smith-Kerrison-Stanze unter Schonung der Wirbelgelenke (Abb. 4.37).
- Nach diesem Manöver liegt die Dura dorsal und lateral im Spinalkanal frei. Handelt es sich um einen *intraduralen* raumfordernden Prozeß (s. 4.2.1.), so wird nun die Dura in der dorsalen Mittellinie mit Spikerchen und kleiner Lanzette inzidiert und mit der Mikro-Schere weiter geöffnet. Die Duraränder werden nach seitwärts geschlagen und mit atraumatischen Nähten („Durahaltenähte" atraumatische Seide 3/0 (2 metric), TF-Nadel) an der paravertebralen Muskulatur fixiert (Abb. 4.38).
- Verschluß der Laminektomiewunde in Schichten: Muskel, Faszie, subkutan, Haut, unter Einlegen eines Wund-Drains („Redon-Drain") submuskulär. Bei extraduralem Eingriff kann das Drain an eine „nicht entschärfte" Flasche angeschlossen werden. Nach einem Eingriff *mit* Duraeröffnung immer Drainage-Flasche zuvor belüften, da sonst Gefahr des akuten Liquor-Unterdruckkes besteht.

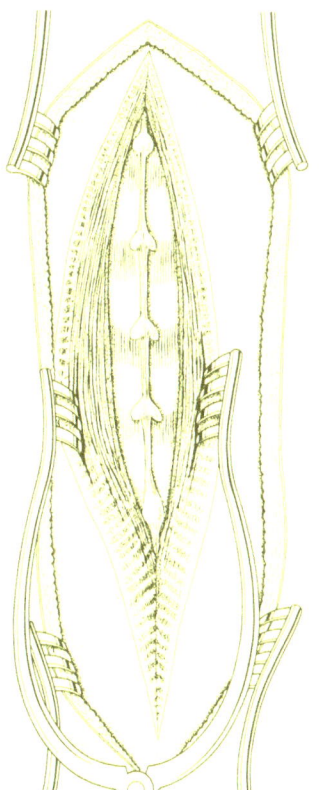

Abb. 4.36. Spreizung der Hautränder und der paravertebralen Muskeln mit Wundspreizern. Darstellung der Wirbeldorne und -bögen (punktiert)

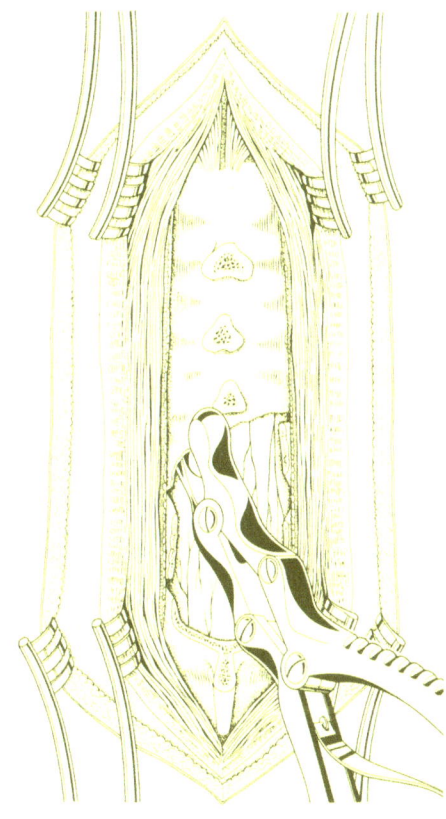

Abb. 4.37. Abtragen der Wirbelbögen mit der Hohlmeißel-Zange

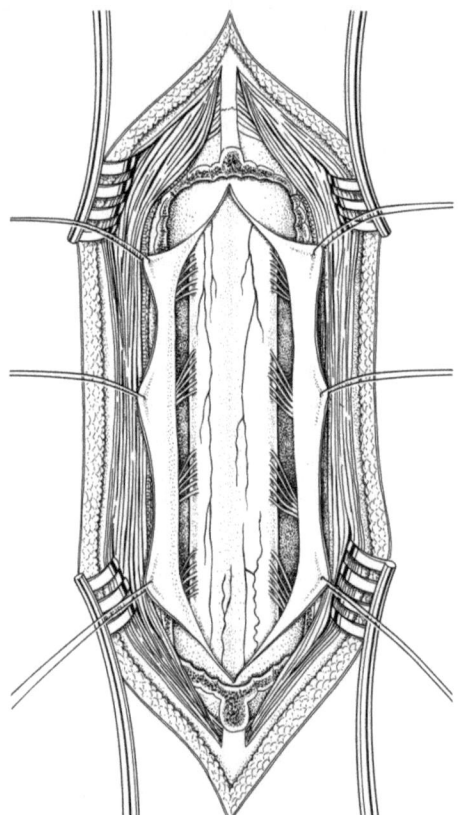

Abb. 4.38. Duraeröffnung (die Durazipfel werden mit Haltenähten fixiert). Freilegung des Rückenmarkes

Instrumentarium
2 Skalpell-Griffe, Klingen Nr. 19
1 Cooper-Schere
1 Lexer-Schere
2 chirurgische Pinzetten, normal
2 chirurgische Pinzetten, breit
  (3- bis 4-zinkig)
2 anatomische Pinzetten
2 lange anatomische Bajonett-Pinzetten
1 breiter Spezialmeißel
1 Rippenraspatorium
1 schmales gerades Raspatorium
  nach Williger
2 sechszinker Haken
2 größere Langenbeck-Haken
2 Stieltupfer, pflaumengroß
1 Stiel-Tupfer, Präparier-Tupfer
1 Tablett für Hirnwatte
20 Pean-Klemmen

15 Tuch-Klemmen nach Backhaus
3 scharfe Klemmen
2 breite Dissektoren nach Tönnis
1 schmaler Dissektor nach Tönnis
1 Nerv- oder Schielhäkchen, lang
1 Mikro-Schere
1 Bajonett-Pinzette für bipolare
  Koagulation
1 Kabel dazu
elektrische Messer

Zur Duraeröffnung
1 Dura-Häkchen
1 Dura-Messer
1 Dura-Schere nach Schmieden-Taylor
1 Dura-Schere nach Metzenbaum
2 feine chirurgische Pinzetten
2 feine anatomische Pinzetten
2 kurze anatomische Bajonett-Pinzetten
1 Mikro-Raspatorium nach Yasargil
1 Gefäß-Häkchen nach Krayenbühl
1 schmaler Hirnspatel

Tisch 2
2 große Wundspreizer nach Weidlaner
2 Scoville-Sperrer mit verschiedenen Valven
1 Hohlmeißel-Zange nach Sauerbruch-
  Coryllos
1 Hohlmeißel-Zange nach Luer-Stille
1 Hohlmeißel-Zange nach Olivecrona
1 Hohlmeißel-Zange nach Zaufal-Jansen
1 Hohlmeißel-Zange nach Jansen
1 Laminektomie-Stanze nach
  Smith-Kerrison, 4 mm
1 Laminektomie-Stanze nach
  Smith-Kerrison, 3 mm
1 Laminektomie-Stanze nach Hajek-Kofler
1 große Faßzange nach Weil-Blakesley
1 kleine Faßzange nach Weil-Blakesley
1 Hypophysen-Faßzange nach Nicola
2 Daubemspeck-Löffel, Größe 0 und 1
1 Metallgefäß für Kochsalz
1 Pollitzer-Ballon oder 2 Spritzen 20 ml
  mit Knopfkanülen
6 Moskito-Klemmen, stumpf
2 normale Nadelhalter nach Hegar
  oder Mathieu
2 atraumatische Nadelhalter
1 gerade Schere
1 Schale für Knochenwachs und Marbagelan

1 Schale für Präparat
2 Saugschläuche mit Glas-Saugröhrchen
8 Metall-Saugröhrchen, Größe 12, 10, 8, 6
   Hirnwatten, kleine, mittlere und lange
4 armierte Mull-Tupfer
   Nahtmaterial
   Nadeldose

Naht

Dura-Haltenähte:	Seide 3/0 (2 metric) atraumatisch. TF-Nadel
Dura-Nähte:	Seide 3/0 (2 metric) atraumatisch, TF-Nadel
Muskel:	Dexon Nr. 0 (3 metric). Große drehrunde Nadel
Faszie:	Dexon Nr. 1 (4 metric). Mittelscharfe Nadel
Subkutan:	Dexon oder Catgut 2/0 (2,5 metric). Kleine scharfe Nadel
Haut:	Mersilene oder Etiflex Nr. 0 (3,5 metric). Große Eticon-Hautnadel

4.2.1. Eingriffe bei Spinaltumoren

Unter dem Begriff des Spinaltumors faßt man eine Reihe von histologisch ganz unterschiedlichen Geschwülsten zusammen, die als einziges gemeinsames Merkmal die Lage im Bereich des Wirbelsäulenkanals haben. Folgt man einem weitergehenden *lokalisatorischen* Einteilungsprinzip, so lassen sich drei Tumorgruppen (Abb. 4.39) abgrenzen:

1. Die extraduralen Tumoren
   Sie liegen im Spinalkanal, aber außerhalb des Duralsackes (meistens Metastasen, Plasmozytome, seltener Osteochondome und Osteoblastome).
2. Die extramedullären intraduralen Geschwülste
   Diese liegen innerhalb des Duralsackes, aber außerhalb des Rückenmarkes (Neurinome und Meningeome).
3. Die intramedullären intraduralen Gewächse, die im strengen Sinne des Wortes die eigentlichen Rückenmarks-Tumoren darstellen (Ependymome und Astrozytome).

Operationsziel
Spinale Druckentlastung durch möglichst radikale Tumorexstirpation.

Operationstechnik
1. Extradurale spinale Tumoren
Der operative Zugang zu den extraduralen Spinalgeschwülsten ist im Brustwirbel- und im Lendenwirbel-Kreuzbein-Bereich praktisch immer die *Laminektomie*. Nur in äußerst seltenen Fällen kommt einmal ein ventro-lateraler Zugang von retro-peritoneal oder retro-pleural in Frage.

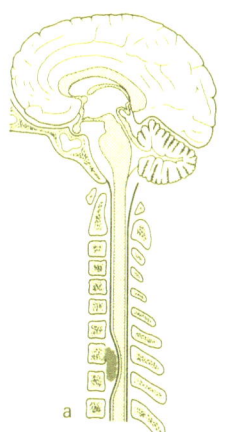 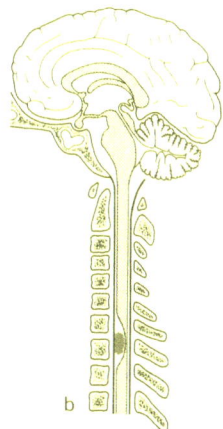 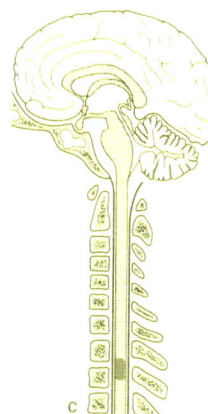

Abb. 4.39a–c. Schematische Darstellung der Spinaltumoren. (a) extraduraler Tumor, (b) intraduraler Tumor, (c) intramedullärer Tumor

Handelt es sich um ein den Duralsack manschettenförmig umwachsendes metastatisches Infiltrat, so wird das Tumorgewebe mit der Mikro-Schere freipräpariert und mit feinen Faßzangen entfernt. Liegt ein knöcherner Tumor vor, dann erfolgt die Exstirpation mit Stanzen, großen Faßzangen und ggf. wie bei Osteoblastomen auch durch Freibohrung des Geschwulstgewebes mit dem Druckluft-Bohrer.

Im Zervikalbereich wird der Tumor in der Regel auch durch eine Laminektomie freigelegt. Zeigen jedoch die Halswirbelsäulen-Aufnahme und das Myelogramm eine rein ventrale Lage der Geschwulst und eine Tumordestruktion der Halswirbelkörper, so muß im mittleren und unteren Zervikal-Bereich die Operation nach Cloward (s. 4.2.3.) oder bei raumfordernden Prozessen in Höhe des ersten bis zweiten Halswirbelkörpers der operative Zungang durch den Mund und den Rachen (*transoraler Zugang*) gewählt werden (Abb. 4.40). Dieser transorale Zugang macht die Tracheotomie erforderlich, eventuell auch eine Extension der Halswirbelsäule mittels der Crutchfield-Zange (s. 4.2.4.).

Operative Technik
Öffnen und Spreizen des Mundes mit Spezial-Sperrern. Hochnähen der Uvula an den weichen Gaumen. Inzision in der Mittellinie der Pharynxwand. Spalten der Muskulatur und Zügelung der Weichteilränder mittels atraumatischer Nähte. Nach Darstellung der ventralen Wirbelsäule von C 1 bis C 3 erfolgt die Tumorexstirpation. Eine Stabilisierung erfolgt durch Wirbelkörperersatz mittels eines Tibia-Spans.

2. Die extra- und intramedullären Spinaltumoren (Abb. 4.41) werden immer durch eine der Höhenlokalisation entsprechende *Laminektomie* freigelegt. Präparation und Exstirpation erfolgen unter Einsatz des Operationsmikroskopes und mit Hilfe des mikro-neurochirurgischen Instrumentariums. Nach der oben (4.2.) beschriebenen Eröffnung der spinalen Dura wird bei den *extramedullären* Tumoren folgendermaßen vorgegangen:

— Liegt ein kleiner Tumor vor, so werden die Adhäsionen des Tumors von den weichen Rückenmarkshäuten und vom Spinalmark gelöst, und zwar mit der bipolaren Koagulation, der Mikro-Schere und dem Mikro-Dissektor. Dann en bloc-Mobilisation und Exstirpation.

— Handelt es sich um einen sehr großen und vorwiegend ventral gelegenen Tumor, so wird zunächst die Tumorkapsel eröffnet und die Geschwulst mittels feiner Löffel, kleinster Metallsauger und feinster Faßzangen soweit verkleinert, bis im wesentlichen nur noch die schlaffe Tumorkapsel übrig bleibt. Diese wird dann wie oben mikro-chirurgisch freipräpariert und stückweise oder in toto reseziert.

Bei einem *intramedullären* Tumor wird zuerst in der sorsalen Mittellinie des Spinalmarkes mit einer feinen Hohlnadel und einer 2 ml-Spritze eine Punktion des Rückenmarkes und ein Aspirationsversuch vorgenommen unter dem Aspekt einer möglicherweise vorhandenen Tumorzyste. Findet sich ein solider Tumor, so wird mikroneurochirurgisch in der hinteren Mittellinie unter Schonung der oberflächlichen Rückenmarksgefäße das Spinalmark inzidiert, wobei die Arachnoidea mit feinsten atraumatischen Haltenähten (Seide 8/0 (0,4 metric)) gezügelt werden. Dann erfolgt die Exstirpation der Geschwulst en bloc oder stückweise, je nach intraoperativer Situation.

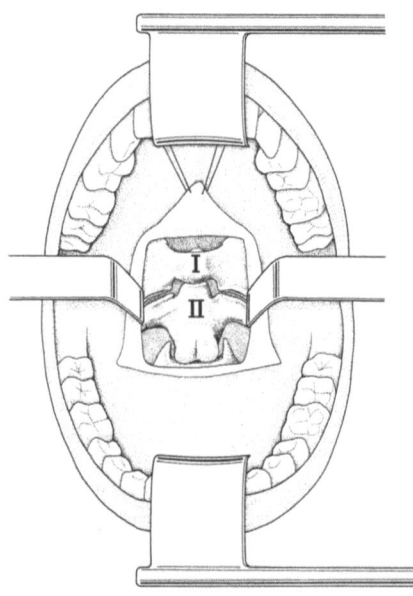

Abb. 4.40. Transoraler Zugang zur Vorderfläche des ersten und zweiten Halswirbels

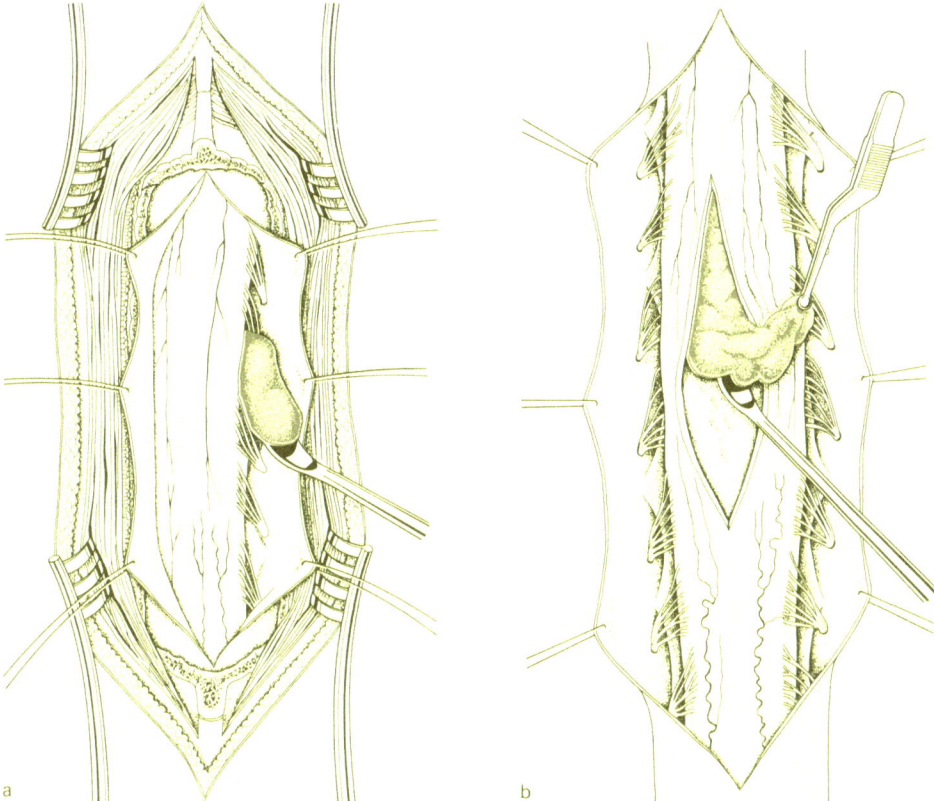

Abb. 4.41 a u. b. Entfernung eines extraduralen Tumors (a) und eines intramedullären Tumors (b) mit Hilfe von Mikro-Küretten

Instrumentarium
Siehe unter Laminektomie (4.2.).

4.2.2. Eingriffe bei lumbalen Bandscheibenvorfällen

Der lumbale Bandscheibenvorfall ist die häufigste Ursache des sogenannten „Lumbago-Ischias-Syndroms". Es handelt sich bei diesem Syndrom um eine primär *mechanische* Kompression eines Spinalnerven durch das Gallertkerngewebe (Nucleus pulposus) einer degenerierten Bandscheibe. Der Spinalnerv geht seitlich aus dem Duralsack ab und verläßt den Spinalkanal durch das Zwischenwirbelsäulenloch (Foramen intervertebrale). Man unterscheidet drei Formen oder Stadien des Bandscheibenvorfalls: die Protrusion, den Prolaps und den freien Sequester. Im ersten Fall ist nur ein kleiner Teil des degenerierten Nucleus pulposus-Gewebes aus dem Zwischenwirbelraum (Intervertebralraum) unter das hintere Längsband der Wirbelsäule geraten, und es ist eine flache Vorwölbung im Spinalkanal entstanden. Bei einem Prolaps hat ein großer Teil des Gallertkerns den Intervertebralraum verlassen, und es findet sich eine pralle Vorwölbung des hinteren Längsbandes. Von einem Sequester sprechen wir schließlich, wenn das vorgefallene Bandscheibengewebe das Längsband durchbrochen hat und frei im Spinalkanal liegt (Abb. 4.42). Bei den meisten Bandscheibenvorfällen ist der Nucleus pulposus nur auf eine Seite prolabiert (lateraler Prolaps, Abb. 4.43). Gelegentlich aber kommt es auch zu einem Vorfall in die Mitte des Spinalkanals (medialer Prolaps). In diesen

47

Neurochirurgische Operationen

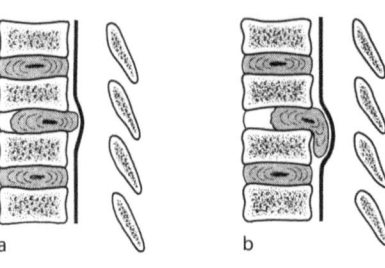
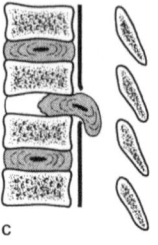

Abb. 4.42a–c. Die drei Stadien des Bandscheibenvorfalls. (a) Protrusion, (b) Prolaps, (c) Sequester

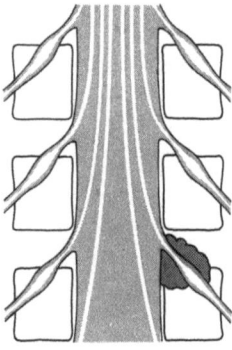

Abb. 4.43. Lateraler Bandscheibenprolaps

glücklicherweise selteneren Fällen besteht die große Gefahr einer Kompression des Duralsackes und der in ihm verlaufenden Kauda-Fasern mit nachfolgender Lähmung der Beine und der Blasen-Mastdarm-Funktionen (Kauda-Syndrom). Fast 90% aller lumbalen Bandscheibenvorfälle gehen von der Bandscheibe zwischen dem 4. und 5. Lendenwirbel oder vom Zwischenwirbelraum des 5. Lenden- und ersten Kreuzbeinwirbels aus (L 4/L 5 bzw. L 5/S 1-Prolapse). Der laterale Prolaps liegt entweder seitlich von dem Spinalnerven oder mehr medial von ihm in der sogenannten Achselhöhle zwischen dem lateralen Rand des Duralsackes und der aus ihm tretenden Spinalwurzel. Der mediale Massenprolaps kann als großer freier Sequester den Duralsack manschettenförmig umfassen und umschnüren oder gar die Dura durchbrechen und dann als „Tumor" zwischen den Kaudafasern liegen.

Operationsziel
Dekompression der Spinalwurzel bzw. der Cauda equina durch radikale Exstirpation des vorgefallenen Bandscheibengewebes („Nukleotomie").

Indikation zur Operation
Beim lateralen Bandscheibenvorfall ist ein neurochirurgischer Eingriff erforderlich, wenn
1. die sogenannten „Ischias-Schmerzen" durch eine konsequente konservative Behandlung nicht erfolgreich beeinflußt werden und
2. wenn neurologische Störungen (Lähmungen) auftreten.

Der mediale Massenprolaps mit Kauda-Syndrom *muß* so rasch wie nur eben möglich operativ angegangen werden. Diese Operation gehört zu den *dringlichsten* Eingriffen in der Neurochirurgie, vergleichbar dem akuten Epiduralhämatom.

Operationstechnik
Der laterale Prolaps wird praktisch immer durch die interlaminäre Fensterung freigelegt. Beim medialen Prolaps muß unter Umständen, je nach klinischem Befund und Myelogramm, die *Laminektomie* oder *Hemilaminektomie* (s. 4.2.) durchgeführt und bei intraduralem Sitz des Prolapses wie beim Kauda-Tumor vorgegangen werden (4.2.1.).

Die interlaminäre Fensterung
— Lagerung wie zur Laminektomie (seitlich oder auf dem Bauch).
— Hautschnitt median über den Dornfortsätzen der betreffenden Segmenthöhe.
— Inzision der Faszie paramedian der Dornfortsätze und Abschieben der paravertebralen Muskulatur mit dem großen flachen Meißel und Einsetzen von Muskelspreizern oder eines Spezial-Spekulums.
— Darstellung der beiden Wirbelbögen, zwi-

schen denen die Fensterung durchgeführt werden soll.
- Resektion des gelben Bandes (Ligamentum flavum) zwischen den Bögen. Ragen die Wirbelbögen dachziegelartig übereinander und versperren so den Weg zum Ligament, dann wird mit dem Druckluft-Bohrer und mit feiner Bohrnadel der Zugang freigebohrt.
- Interlaminäre Fensterung durch „halbmondförmiges" Abtragen von Bogenanteilen beidseits mittels der Spezial-Stanzen (Abb. 4.44).
- Freilegung der Spinalwurzel und Identifizierung der Lage des Prolapses (lateral, Achselhöhle, medial).
- Exstirpation des Bandscheibenvorfalles (Nukleotomie) bzw. des Sequesters (Sequestrotomie).
- Sorgfältige Kurettage des Intervertebralraumes mit Entfernung restlichen Bandscheibengewebes zur Verhinderung eines Rezidiv-Prolapses mit scharfen Löffelchen und feinen geraden und abgebogenen Faßzangen.
- Wundverschluß und Nahtmaterial wie bei der Laminektomie (s. 4.2.).

Instrumentarium
2 Skalpell-Griffe, Klingen Nr. 19
1 Cooper-Schere
1 Lexer-Schere
1 Metzenbaum-Schere
2 chirurgische Pinzetten, normal
 (2- bis 3-zinkig)
2 chirurgische Pinzetten (3- bis 4-zinkig)
2 chirurgische Pinzetten, fein
2 anatomische Pinzetten
2 lange anatomische Bajonett-Pinzetten
1 breiter Spezial-Meißel
1 Rippen-Raspatorium
1 schmales gerades Raspatorium nach Williger
2 6-zinker Haken
2 größere Langenbeck-Haken
2 Stiel-Tupfer, pflaumengroß
1 Stiel-Tupfer, Präparier-Tupfer
1 Tablett für Hirnwatte
20 Pean-Klemmen
15 Tuch-Klemmen nach Backhaus
3 scharfe Klemmen
2 breite Dissektoren nach Tönnis

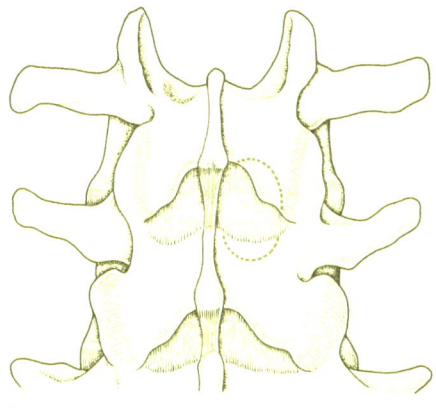
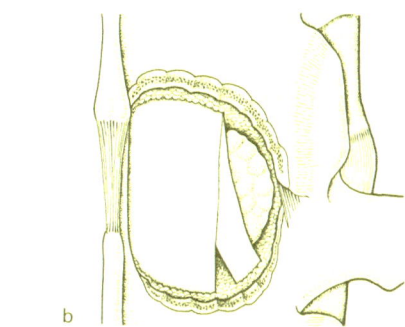

Abb. 4.44. (a) Interlaminäre Fensterung. Die punktierte Linie gibt die Resektion der Wirbelbögen an. (b) Darstellung des lateralen Bandscheibenvorfalls nach interlaminärer Fensterung und Entfernung des gelben Bandes (Ligamentum flavum)

1 schmaler Dissektor nach Tönnis
1 Nerv- oder Schiel-Häkchen, lang
2 Nervenwurzel-Haken nach Love
1 Stilett
1 Mikro-Schere
1 Mikro-Dissektor
1 Bajonett-Pinzette mit Kabel für bipolare Koagulation

Tisch 2
2 große Wundspreizer nach Weitlaner
2 Scoville-Sperrer mit verschiedenen Valven
1 Hohlmeißel-Zange nach Zaufal-Jansen
1 Knochenstanze nach Ferris-Smith-Kerrison, 3 mm

1 Knochenstanze nach Ferris-Smith-
  Kerrison, 4 mm
1 Knochenstanze nach Hajek-Kofler
1 große Faßzange
  nach Weil-Blakesley
1 kleine Faßzange
  nach Weil-Blakesley
1 abgewinkelte Faßzange
  nach Weil-Blakesley
1 lange gerade Faßzange
  nach Love-Grünwald
1 lange abgewinkelte Faßzange
  nach Grünwald
1 Hammer
2 Meißel
4 scharfe Löffel nach Daubenspeck,
  Größe 00, 0, 1 und 2
1 Metallgefäß für Kochsalz
1 Pollitzer-Ballon mit Ansatz oder
  2 Spritzen 20 ml mit Knopfkanüle
4 Moskito-Klemmen, stumpf
2 normale Nadelhalter nach Hegar
  oder Mathieu
1 gerade Schere
1 Schale für Knochenwachs und
  Marbagelan
1 Schale für Präparat

1 Saugschlauch mit Glas-Saugröhrchen
4 Metall-Saugröhrchen, Größe 12, 10, 8
  und 6
Hirnwatten, kleine, mittlere und lange
Nahtmaterial
Nadeldose

Naht
Muskel: Dexon Nr. 0 (3 metric),
  große drehrunde Nadel
Faszie: Dexon Nr. 1 (4 metric),
  mittelgroße scharfe Nadel
Subkutan: Dexon oder Catgut Nr. 2/0 (2,5
  metric), kleine scharfe Nadel
Haut: Mersilene oder Etiflex Nr. 0 (3,5
  metric), große Eticon-Hautnadel

4.2.3. Eingriffe bei zervikalen Bandscheibenvorfällen

Wie die lumbalen Prolapse führen auch die zervikalen Bandscheibenvorfälle (Abb. 4.45) zu einer mechanischen Kompression der spinalen Nerven. Klinisch äußert sich dies in einem akuten oder chronischen Schulter-Arm-Schmerz („Brachialgie"), der nicht selten von Störungen

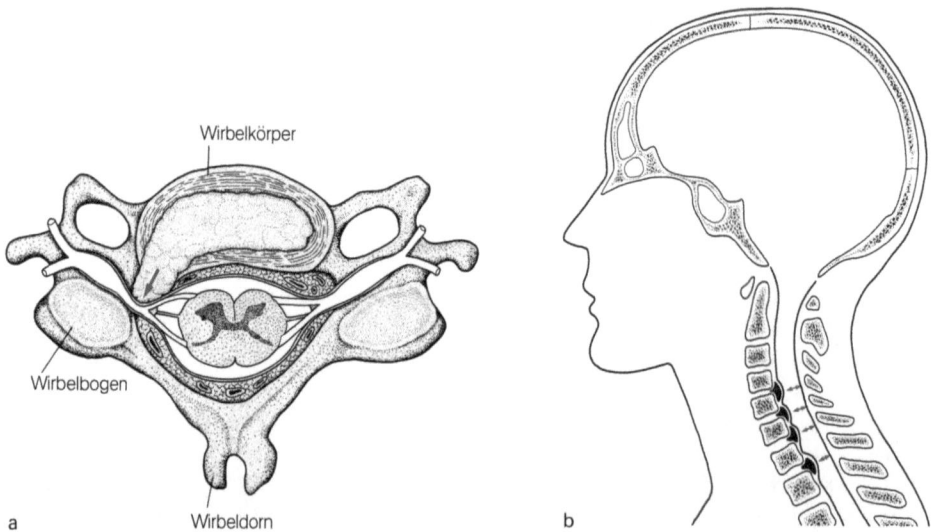

Abb. 4.45a u. b. Zervikale Bandscheibendegeneration. (a) lateraler Prolaps, (b) multiple Protrusionen mit Einengung des Spinalkanals

der Motorik und Sensibilität im betroffenen Spinalnerven-Segment begleitet ist. Andererseits finden sich bei der chronischen Bandscheibendegeneration der Halswirbelsäule häufig *multiple* Protrusionen und knöcherne Randwulstbildungen an den hinteren Wirbelkörperkanten. Hierdurch kann das Rückenmark auf die Dauer gedrückt werden, und dies geschieht besonders dann, wenn schon ein konstitutionell bedingter enger Spinalkanal vorliegt. Klinisch beobachtet man dann eine schleichend fortschreitende spastische Lähmung der Beine und Arme („chronische zervikale Myelopathie"). Oft kommt es aber auch zu einem Mischbild aus Brachialgie und zervikaler Myelopathie. Das operative Vorgehen, d.h. die Wahl der Operationstechnik, muß daher besonders sorgfältig überlegt werden.

Operationsziel

Dekompression der zervikalen Spinalwurzel bzw. des Rückenmarkes. Es stehen drei Operationsmethoden zur Verfügung:
1. die ventrale Fusions-Operation nach Cloward,
2. die zervikale Entlastungs-Laminektomie,
3. die dorsale Foraminotomie nach Frykholm.

Die Operation nach Cloward ist angezeigt, wenn es sich um eine zervikale Bandscheibendegeneration in einem Segment oder in zwei Etagen handelt. Die Entlastungs-Laminektomie kommt in Frage, wenn ein primär enger Spinalkanal und multiple Protrusionen bestehen. Die dorsale Foraminotomie wird von manchen Neurochirurgen dann durchgeführt, wenn eine starke Einmauerung der Spinalnerven im Bereich der Zwischenwirbellöcher vorliegt.

Der Vorteil der Cloward-Operation liegt darin, daß man vom ventralen Zugang aus in ausgezeichneter Weise die gesamte Bandscheibe und die Randwülste an den Wirbelkörperkanten entfernen und zugleich das Bewegungssegment durch eine knöcherne Fusion stabilisieren kann. Die Bedeutung der zervikalen Laminektomie besteht darin, den Wirbelsäulenkanal dorsal zu erweitern und so dem komprimierten Spinalmark Platz zu verschaffen.

Die ventrale Fusions-Operation nach Cloward
(Abb. 4.46 bis 4.48)

Wie schon früher (4.2.1.) erwähnt wurde, eignet sich diese Operationsmethode nicht nur für die zervikalen Bandscheibenvorfälle, sondern auch für die Wirbelkörpertumoren der Halswirbelsäule und für Wirbel-Luxationsfrakturen (s. 4.2.4.).

Operationstechnik

Das Prinzip dieses Operationsverfahrens besteht darin, daß der Zwischenwirbelraum von vorn (ventral) freigelegt und nach Exstirpation des Bandscheibengewebes und nach Abtragen knöcherner Randwulstbildungen eine „Verblockung" des Intervertebralraumes bzw. der beiden angrenzenden Wirbelkörper mit einem zuvor aus dem Beckenkamm entnommenen Knochen-

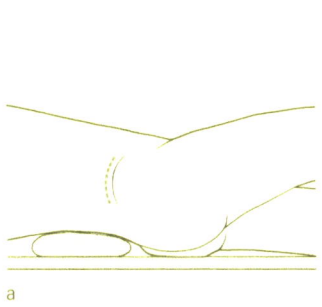
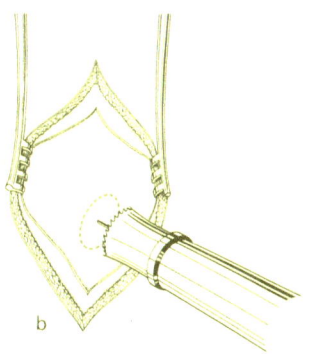
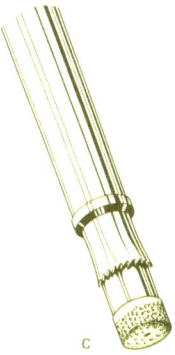

Abb. 4.46a–c. Cloward-Operation. (a) Lagerung zur Knochendübel-Entnahme aus dem Beckenkamm (die gestrichelte Linie gibt den Hautschnitt an), (b) Bohrung zur Gewinnung des Knochendübels aus dem Beckenkamm, (c) Extrahierter Knochendübel (dunkel schraffiert)

dübel vorgenommen wird. In einer *modifizierten Technik* wird anstelle des Knochendübels der Bandscheibenraum mit einer Kunststoff-Plastik (Palacos) ausgefüllt.

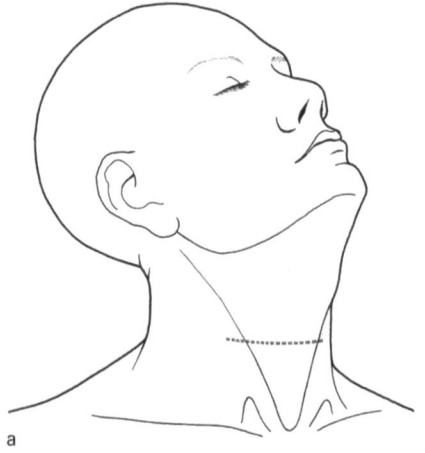

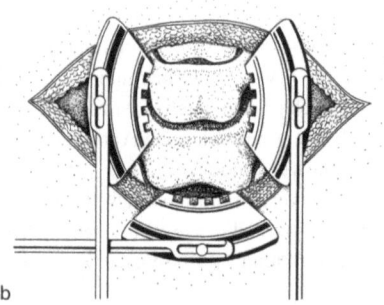

Abb. 4.47a u. b. Cloward-Operation. (a) seitlicher Halsschnitt bei Zugang zur Vorderfläche der Wirbelsäule, (b) Darstellung der vorderen Wirbelkörperfläche nach Spreizung der Wundränder mit dem Cloward-Sperrer

1. Operationsschritt
— Lagerung des Patienten auf den Rücken. Unter röntgenologischer Bildwandler-Kontrolle Punktion des Zwischenwirbelraumes der operativ anzugehenden Bandscheibe. Markierung der Bandscheibe mit Methylen-Blau.
— Entnahme eines Knochendübels aus dem vorderen Beckenkamm mit dem Cloward-Spezialbohrer. Vier verschiedene Bohrgrößen stehen zur Verfügung, in der Regel genügt der zweitkleinste Bohraufsatz.

2. Operationsschritt
— Medio-lateraler Hautschnitt an der rechten Halsseite. Spaltung des Platysmas.
— Darstellung der Vorderfläche der Halswirbelsäule, indem die seitliche Halsmuskulatur einschließlich der Gefäße und Nerven (A. carotis, V. jugularis interna, N. vagus) nach lateral und die Schilddrüse, der Ösophagus und die Trachea nach medial mit den Cloward-Spezialsperrern gehalten werden.
— Inzision des vorderen Längsbandes und des Bandscheibenfaserringes (Anulus fibrosus).
— Radikale Entfernung der zervikalen Bandscheibe mit Faßzangen, scharfen Löffelchen und Küretten. Abtragen der knöchernen Randwülste an den hinteren Wirbelkörperkanten mit dem Druckluft-Bohrer oder dem Zahnarzt-Bohrer. Der Einsatz des Druckluft-Bohrers ist von großer Bedeutung für das Gelingen der Operation und von entscheidender Hilfe für den Operateur.
— Abmessen der Tiefe des Zwischenwirbelraumes und Übertragen des Wertes auf den Cloward-Handbohrer. Dann Bohrung für den Knochendübel.

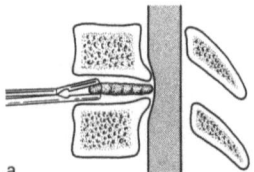 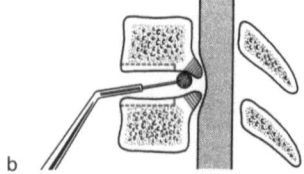 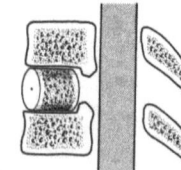

Abb. 4.48a–c. Cloward-Operation. (a) Extraktion des Bandscheibengewebes, (b) Abbohren der Randwülste, (c) Einfügen des Knochendübels

– Einpassen des Knochendübels und schichtweiser Wundverschluß (Platysma-Naht und atraumatische Hautnaht).

Modifizierte Technik
– Auf die Knochendübelentnahme aus dem Beckenkamm wird verzichtet.
– Zunächst Vorgehen wie oben beschrieben. Nach Ausräumung der zervikalen Bandscheibe und nach Entfernung der dorsalen Randwülste wird mit dem Druckluft-Bohrer beidseits in die angrenzenden Wirbelkörper-Deckplatten eine stiftförmige Bohrung ausgeführt zur Fixierung der Palacos-Masse.
– Abdecken der Ventralfläche des Spinalkanals bzw. der Dura mit Fibrin-Schaumplatten zum Schutz gegen die Hitzeentwicklung bei der Erstarrung der Kunststoffmasse.
– Ausstreichen der nun zubereiteten, noch modellierbaren Palacos-Masse im Intervertebralraum. Während der Verfestigung und Hitzebildung Spülung mit kalter Kochsalz-Lösung.

Instrumentarium (Abb. 4.49 bis 4.51)
Tisch 1 zur Knochendübelentnahme
1 Skalpellgriff, Klingen Nr. 19
1 Cooper-Schere
1 Lexer-Schere
2 chirurgische Pinzetten, normal
2 anatomische Pinzetten
1 lange anatomische Bajonett-Pinzette
1 Raspatorium
1 Rippen-Raspatorium
2 Hohmann-Haken

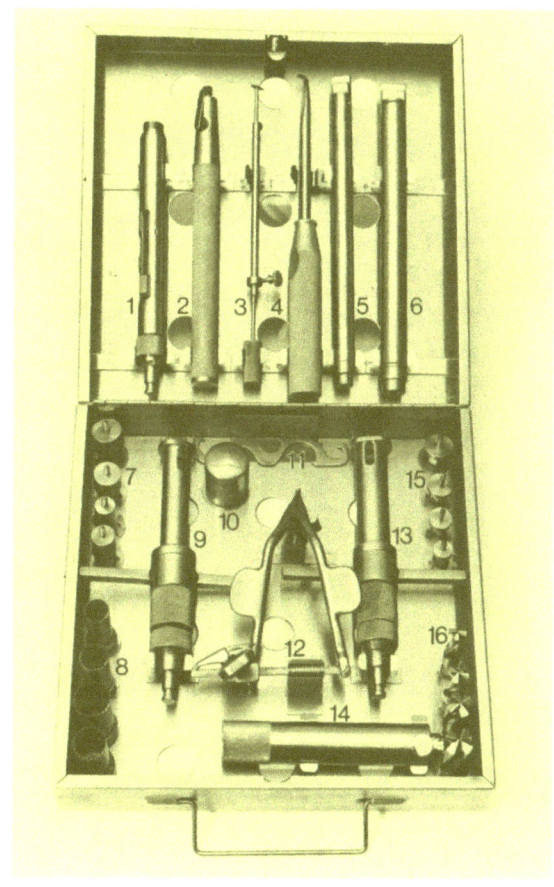

Abb. 4.49. Cloward-Instrumente. 1. Knochendübel-Entnahmeschaft; 2. Knochendübel-Aufschlaggriff; 3. Tiefenmaßstab; 4. Elevatorium; 5. Führung für Schutzhülse, klein; 6. Führung für Schutzhülse, groß; 7. Knochendübel-Aufschläge, 12, 14, 16, 18 mm; 8. Hohlbohrer, 12, 14, 16, 18 mm; 9. Cloward-Bohrschaft mit Stützbalken und Schutzhülse, klein; 10. Metallkappe; 11. Spannschlüssel; 12. Wirbelkörper-Spreizer; 13. Cloward-Bohrschaft mit Stützbalken und Schutzhülse, groß; 14. Knochendübel-Auswerfer; 15. Zentrierdorne, 12, 14, 16, 18; 16. Drill-Bohrer, 10, 12, 14, 16 mm

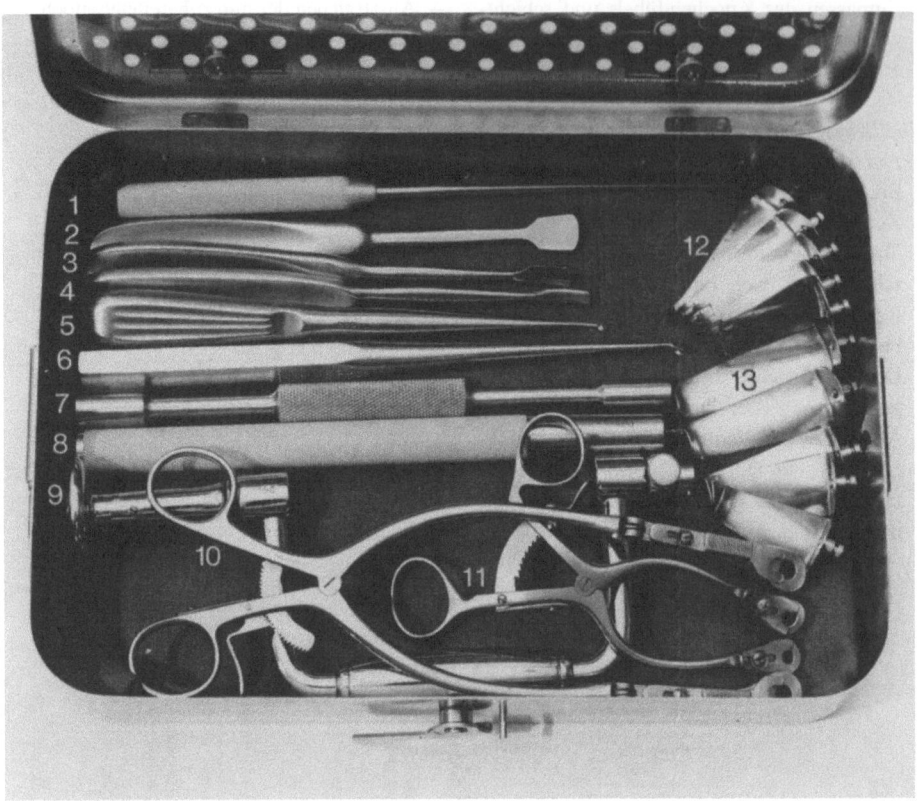

Abb. 4.50. Cloward-Instrumente. 1. Cloward-Osteotom; 2. Cloward-Raspatorium, breit; 3. Cloward-Raspatorium, schmal; 4. Cloward-Elevatorium, scharf; 5. Cloward-Löffel, Gr. 000; 6. Cloward-Löffel, Gr. 0; 7. Cloward-Knochendübelstößel; 8. Cloward-Knochendübelextraktor und Aufschläger; 9. Bohrerhandgriff nach Hudson; 10. Cloward-Wundspreizer, groß; 11. Cloward-Wundspreizer, klein; 12. fünf stumpfe Retraktorblätter; 13. fünf scharfe Retraktorblätter

2 6-zinker Haken
2 Langenbeck-Haken
2 mittlere Wundspreizer nach Weitlaner
1 Stiel-Tupfer, pflaumengroß
1 Stiel-Tupfer, Präparier-Tupfer
1 breiter Dissektor nach Tönnis
1 Hohl-Bohrer nach Cloward
1 Bohrer-Handgriff nach Hudson
  Bohrer-Verlängerung
1 Metallhammer
8 Tuch-Klemmen nach Backhaus
2 Nadelhalter nach Hegar oder Mathieu
1 Saugschlauch mit Glas-Saugröhrchen
1 Schale mit einer Ampulle Nebacetin zum
  Aufbewahren des entnommenen
  Knochendübels

1 Redon-Spieß
1 mittleres Redon-Drain

Naht
Muskel: Dexon Nr. 0 (3 metric), mittelgroß, drehrunde Nadel
Faszie: Dexon Nr. 0 (3 metric), mittelgroße scharfe Nadel
Subkutan: Dexon Nr. 2/0 (2,5 metric), mittelgroße scharfe Nadel
Haut: Mersilene Nr. 0 (3,5 metric), Eticon-Hautnadel

Tisch 2 zur ventralen Fusionsoperation
2 Skalpell-Griffe, Klingen Nr. 19
1 Cooper-Schere
1 Lexer-Schere

Eingriffe bei zervikalen Bandscheibenvorfällen

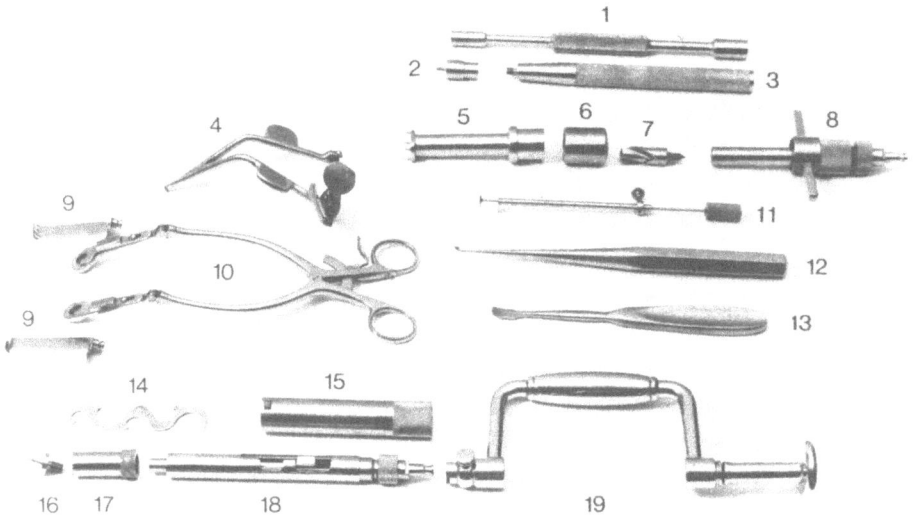

Abb. 4.51. Cloward-Instrumente. 1. Cloward-Knochendübel-Stößel; 2. Knochendübel-Aufschlag; 3. Knochendübel-Aufschlaggriff; 4. Wirbelkörper-Spreizer; 5. Schutzhülse; 6. Metallkappe; 7. Drill-Bohrer; 8. Cloward-Bohrschaft mit Stützbalken; 9. Cloward-Wundspreizer, groß, mit einem scharfen und einem stumpfen Blatt; 11. Tiefenmaßstab; 12. Cloward-Löffel; 13. Cloward-Raspatorium; 14. Spannschlüssel; 15. Knochendübel-Auswerfer; 16. Zentrierdorn; 17. Hohlbohrer; 18. Knochendübel-Entnahmeschaft; 19. Bohrer-Handgriff nach Hudson

1 Metzenbaum-Schere
2 chirurgische Pinzetten, normal
2 chirurgische Pinzetten, fein
2 anatomische Pinzetten
2 lange anatomische Bajonett-Pinzetten
1 Rippen-Raspatorium
1 Cloward-Raspatorium
2 kleine 4-zinker Haken
2 kleine Langenbeck-Haken
2 Cloward-Sperrer mit verschiedenen austauschbaren Retraktorblättern
1 Stiel-Tupfer, pflaumengroß
2 Stiel-Tupfer, Präparier-Tupfer
1 Tablett für Hirnwatten
12–16 Moskito-Klemmen
12–16 Tuch-Klemmen nach Backhaus
2 Dissektoren, breit und schmal, nach Tönnis
1 Nerv- oder Schiel-Häkchen, lang
1 Stilett
1 Mikro-Schere
1 Raspatorium nach Yasargil (Mikro-Dissektor)

1 Bajonett-Pinzette mit Kabel für bipolare Koagulation
1 kleine Faßzange nach Weil-Blakesley
1 lange Hypophysen-Faßzange nach Nicola
3 scharfe Löffel nach Daubenspeck und Cloward, Größe 0 und 00

Zusatztisch

Metallbox mit dem Cloward-Instrumentarium
1 Hohlmeißel-Zange nach Zaufal-Jansen
1 Knochenstanze nach Ferris-Smith-Kerrison, 3 mm
1 Knochenstanze nach Kerrison-Jacobi, 2 mm
2 Nadelhalter nach Hegar oder Mathieu, normal
2 atraumatische Nadelhalter
1 Saugschlauch mit Metall-Saugröhrchen
4 Metall-Saugröhrchen, Größe 12, 10, 8, 6
1 Schale für Kochsalz

> 1 Pollitzer-Ballon mit Ansatz oder 2 Spritzen 20 ml mit Knopfkanüle
> 1 Schale für Knochenwachs und Marbagelan
> 1 Schälchen zum Aufbewahren des Knochenmehls
> 1 kleine Redon-Drainage
> 1 Redon-Spieß
> Hirnwatten, kleine, mittlere und lange
> Stryker-Druckluftbohrer (oder Zahnarzt-Bohrer) mit feinen Bohrnadeln
>
> *Naht*
> Platysma und subkutan: Dexon 3/0 (2 metric), kleine scharfe Nadel
> Haut: Mersilene oder Etiflex 4/0 (1,5 metric), atraumatische P-3-Nadel
>
> Es wird vor Operationsbeginn noch eine *Diskographie* unter Bildwandler-Kontrolle vorgenommen. Dazu wird benötigt:
> 1 Stiel-Tupfer, pflaumengroß zum Jodieren
> 1 Rekordspritze, 5 ml
> 1 längere kräftigere Kanüle
> 5 ml Indigocarmin

Die zervikale Entlastungs-Laminektomie

— Fortnahme der Wirbelbögen vom 2. bis 7. Halswirbelkörper (s. Laminektomie 4.2.).

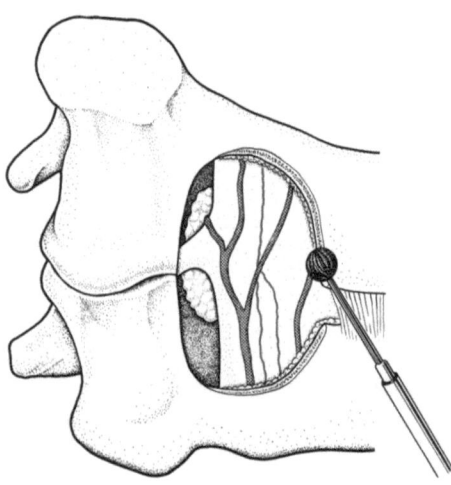

Abb. 4.52. Dorsale Foraminotomie nach Frykholm

— Eröffnung der Dura in der dorsalen Mittellinie und Erweiterung des Duralraumes durch Aufsteppen eines ausreichend großen lyophilisierten Dura-Patches. Atraumatische Duranaht mit Einzelknopfnähten (Seide 3/0, TF-Nadel)
— Wundverschluß und Instrumentarium wie bei der Laminektomie (s. 4.2.).

Die dorsale Foraminotomie nach Frykholm (Abb. 4.52)

— Zugang wie bei der zervikalen Laminektomie, jedoch wird auf die Laminektomie verzichtet zu Gunsten einer umschriebenen lateralen interlaminären Fensterung mit dorsaler Eröffnung des Zwischenwirbelloches. Die Foraminotomie bzw. die Fensterung wird mit dem Druckluft-Bohrer oder mit dem Zahnarzt-Bohrer durchgeführt.

> *Instrumentarium*
> Wie zur Laminektomie (s. 4.2.) einschließlich der elektrischen Bohranlage.

4.2.4. Eingriffe bei Wirbelfrakturen

Die Fraktur eines Wirbelkörpers oder -bogens ist meist traumatischen Ursprungs. Die häufigste Verletzungsform ist das Schleudertrauma der Halswirbelsäule. Die neurologisch schwerwiegendste Verletzung ist die zervikale Wirbelluxationsfraktur mit kompressiver Schädigung des Rückenmarkes.

Operationsziel
1. Beseitigung der durch die Luxation bedingten Einengung des Halswirbelsäulenkanals und der Rückenmarkskompression und
2. Stabilisierung des geschädigten Bewegungssegmentes mittels der Clowardschen Operationstechnik.

Operationstechnik
— Anlegen einer Crutchfield-Zange bitemporal am Schädel (Abb. 4.53). Der Eingriff wird in Lokalanästhesie durchgeführt. Nach Stichinzision des Skalp und nach Vorbohrung mit dem Spezial-Bohrer werden die beiden Stifte der Crutchfield-Zange in die bitemporalen Schädelbohrungen geführt. Verklammerung

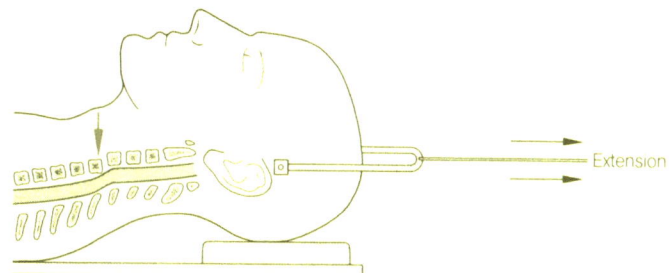

Abb. 4.53. Extension mit der Crutchfieldzange bei zervikaler Wirbel-Luxation

der Zange mittels des Drehschlüssels. Steriles Abdecken der beiden Inzisionsstellen mit rundlich geschnittenen Filzplättchen.
— Nach Lagerung des Patienten vom Operationstisch in das für die Dauer-Extension gerüstete Krankenbett wird unter Bildwandler-Kontrolle *stufenweise* das Extensionsgewicht so lange erhöht, bis die Luxation überwunden und eine achsengerechte Stellung der Halswirbelsäule eingetreten ist. Eine Hyper-Extension, sichtbar an dem Auseinanderklaffen der Zwischenwirbelräume, muß unbedingt vermieden werden.
— Als *Zweiteingriff* zur Stabilisierung des Bewegungssegmentes wird in den folgenden Tagen die ventrale Fusions-Operation nach Cloward durchgeführt.

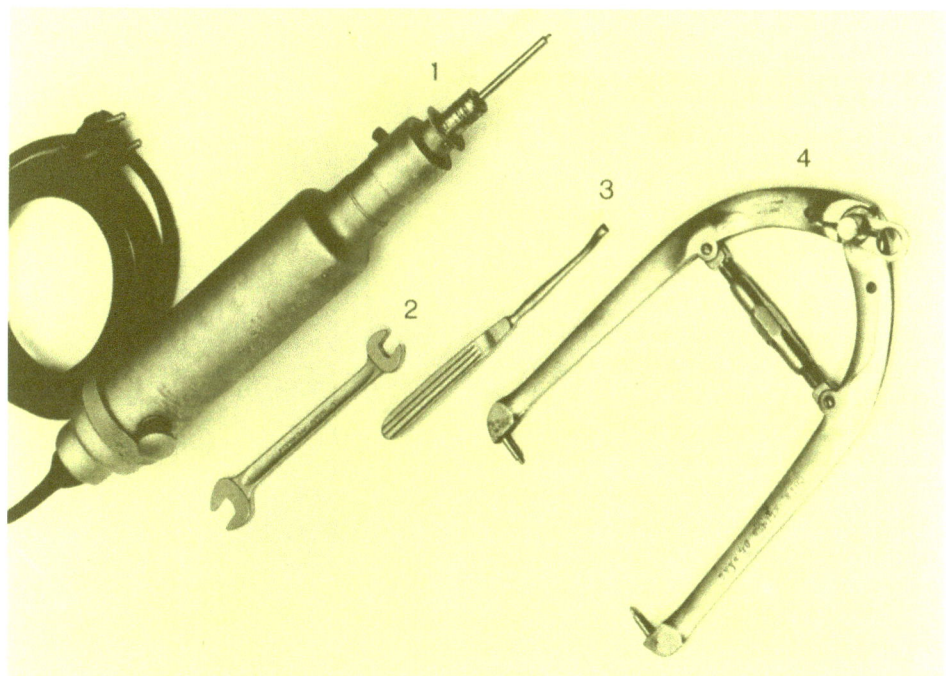

Abb. 4.54. Crutchfield-Zange. 1. Bohrer mit Kabel und Spezialansatz; 2. Schlüssel; 3. Spezial-Raspatorium; 4. Crutchfield-Zange

Instrumentarium (Abb. 4.54)
Lokalanästhesie
1 Bohrerhülse mit Kabel
1 Spezial-Bohrer
1 Spezial-Raspatorium
1 Skalpell-Griff mit Klinge Nr. 29
1 Crutchfield-Zange (oder -Klammer)
1 Schlüssel dazu
1 Kornzange zum Jodieren
1 Stiel-Tupfer, klein
1 gerade Schere
einige Tupfer und Kompressen

Eine *Entlastungs-Laminektomie* bei Wirbelsäulenverletzungen im Brust- und Lendenwirbelsäulenbereich kommt nur in sehr seltenen Fällen in Frage. Hat das Trauma *unmittelbar* zu einer völligen Querschnittslähmung geführt, so ist ein neurochirurgischer Eingriff meist zwecklos. Abgesehen von den *offenen* Spinalverletzungen ist die Laminektomie nur dort indiziert, wo nach dem Wirbelsäulentrauma, das zu einer röntgenologisch nachweisbaren Einengung des Spinalkanals Anlaß gegeben hat, *progrediente* neurologische Störungen zu beobachten sind.

4.3. Operationen an peripheren Nerven

4.3.1. Dekompression beim Karpaltunnel-Syndrom

Mit „Karpaltunnel-Syndrom" bezeichnen wir eine mechanische Kompression des N. medianus im Bereich des Handgelenkes. Der Karpaltunnel ist ein osteo-fibröser Kanal (Karpal-Kanal), der von den Handwurzelknochen und einem quer verlaufenden Band (Ligamentum carpi transversum) gebildet wird. Die klinischen Folgen der Medianus-Kompression sind vorwiegend nächtlich auftretende Schmerzen in der Hand und im Unterarm, später auch Gefühlsstörungen in den vom N. medianus versorgten Fingern und eine Muskelatrophie des seitlichen Daumenballens.

Operationsziel
Dekompression des N. medianus im Karpaltunnel durch Spaltung des Ligamentum carpi transversum (Abb. 4.55).

Operationstechnik
— Der Eingriff wird in Plexusanästhesie oder in örtlicher Betäubung durchgeführt.
— Rückenlagerung des Patienten auf dem Operationstisch.
— Nach Jodierung werden Arm und Hand auf einen seitlich angebrachten, steril abgedeckten Handtisch gelagert. Über die Finger wird ein chirurgischer Gummi-Handschuh gestülpt.
— Leicht bogenförmiger Hautschnitt über dem Handgelenk (Abb. 4.55). Einsetzen von kleinen stumpfzinkigen Sperrern.
— Darstellung des Medianus-Nerven vor dem Eintritt in den Karpaltunnel.
— Komplette Spaltung des Ligaments in Längsrichtung mit der Lexer-Schere oder mit dem Skalpell.
— Wundverschluß: Subkutannähte und atraumatische Hautnaht.

Instrumentarium
2 Skalpell-Griffe, Klingen 19 und 29
1 Lexer-Schere
1 Cooper-Schere
1 Metzenbaum-Schere
2 chirurgische Pinzetten, normal
2 chirurgische Pinzetten, fein
2 anatomische Pinzetten, fein
2 kleine 4-zinker Haken
2 kleine Langenbeck-Haken
2 kleine Selbstsperrer, stumpf
1 Stiel-Tupfer, pflaumengroß
1 Stiel-Tupfer, Präparier-Tupfer
1 breiter Dissektor nach Tönnis
1 breite Rinnen-Sonde
8 kleine Klemmchen, stumpf (Moskito)
10–12 Tuch-Klemmen nach Backhaus
1 Overholt
1 Schale für Watte
1 Bajonett-Pinzette mit Kabel für bipolare Koagulation
1 Saugschlauch mit Metall-Sauger, Größe 10, 8, 6
2 Nadelhalter nach Hegar oder Mathieu, normal
2 Nadelhalter, atraumatisch
1 Gummilasche (zum Anzügeln)
Hirnwatte, mittlere

Die Ulnarisverlagerung

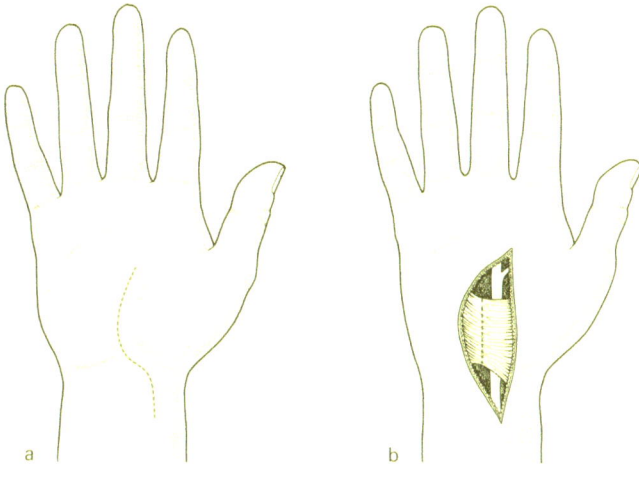

Abb. 4.55a u. b. Operation beim Karpaltunnel-Syndrom. (a) punktierte Linie gibt den Hautschnitt an, (b) Freilegung des Ligaments und des Medianus-Nerven, punktierte Linie gibt die Resektion des Ligamentum flavum an

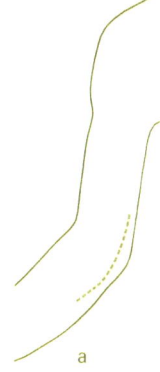 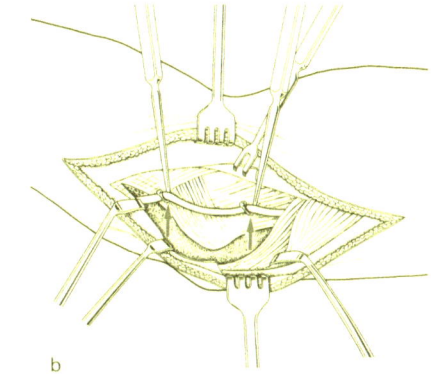

Abb. 4.56a u. b. Operation beim Sulcus ulnaris-Syndrom. (a) punktierte Linie gibt die Schnittführung an, (b) Mobilisierung und Verlagerung des Ulnar-Nerven mit feinen Schielhäkchen zur Ellenbeuge hin

Naht
Subkutan: Dexon 3/0 (2 metric), kleine scharfe Nadel
Haut: Mersilene oder Etiflex 4/0 (1,5 metric), atraumatische P-3-Nadel

4.3.2. Die Ulnarisverlagerung (Abb. 4.56)

Die Ulnarisverlagerung ist eine bewährte Standard-Operation beim sogenannten „Sulcus ulnaris-Syndrom". Hierbei handelt es sich um eine chronische mechanische Irritation des N. ulnaris in der Rinne des Ellenbogengelenkes (Sulcus ulnaris). Klinische Symptome sind Lähmungen und Atrophien der kleinen ulnaren Handmuskeln, trophische Störungen im Bereich des Kleinfingers und an der ulnaren Seite der Hand sowie schmerzhafte Mißempfindungen (Parästhesien).

Operationsziel
Befreiung des Ulnarnerven aus dem Sulcus ulnaris durch Verlagerung auf die Ellenbeugenseite.

Operationstechnik
— Der Eingriff wird entweder in Plexusanästhesie oder in Intubationsnarkose vorgenommen.
— Lagerung des Armes auf einem Handtisch, wie oben beim Karpaltunnel-Syndrom beschrieben.
— Hautschnitt leicht bogenförmig parallel zum Ellenbogengelenk vom unteren Drittel des Oberarms bis zur Beugeseite des proximalen Unterarms (Abb. 4.56a).
— Freilegung des Ulnarnerven. Der Nerv wird mit einer Gummilasche angeschlungen, dann

Freipräparation (Neurolyse) des Nerven aus dem Sulkus bis etwa drei Querfinger nach distal zum Vorderarm (Abb. 4.56b).
— Verlagerung des mobilisierten Ulnarnerven auf die Beugeseite, wo er entweder subkutan oder submuskulär unter die ulnare Beugemuskulatur zu liegen kommt.
— Schichtweiser Wundverschluß (Muskel-, Faszien-, Subkutan- und Hautnähte). Dorsale Oberarm-/Unterarm-Gipsschiene zur Ruhigstellung des Armes für acht Tage bei *submuskulärer* Verlagerung.

Instrumentarium
Tisch 1
2 Skalpell-Griffe, Klingen Nr. 19 und 29
1 Cooper-Schere
1 Lexer-Schere
1 Metzenbaum-Schere
2 chirurgische Pinzetten, normal
2 chirurgische Pinzetten, fein
2 anatomische Pinzetten, fein
2 Stiel-Tupfer, Präparier-Tupfer
1 Stiel-Tupfer, pflaumengroß
2 kleine 4-zinker Haken
2 kleine Langenbeck-Haken
1 breiter Dissektor nach Tönnis
1 breite Rinnen-Sonde
4 kleine Klemmchen, stumpf (Moskito)
1 Overholdt
12 Tuch-Klemmen nach Backhaus
1 Tablett für Hirnwatte
1 Bajonett-Pinzette mit Kabel für bipolare Koagulation
2 Klammern-Setzer für Michelklammern
2 Klammern-Entferner
  Michel-Klammern

Tisch 2
2 kleine Wundspreizer nach Weitlaner, stumpf
2 mittlere Wundspreizer nach Weitlaner, stumpf
1 Metallgefäß für Kochsalz
1 Spritze 20 ml mit Knopfkanüle
2 Nadelhalter, normal nach Hegar oder Mathieu
2 Nadelhalter, atraumatisch
1 gerade Schere

1 Saugschlauch mit Metall-Saugröhrchen
2 Gummilaschen (zum Anzügeln des Nerven)
Hirnwatten, mittlere und lange

Naht
Muskel: Dexon 2/0 (2,5 metric), kleine drehrunde Nadel
Subkutan: Dexon 3/0 (2 metric), kleine scharfe Nadel
Haut: Mersilene oder Etiflex 4/0 (1,5 metric), atraumatische P-3-Nadel

4.3.3. Die Nervennaht

Hat eine Verletzung der oberen oder unteren Extremitäten zu einer Kontinuitätstrennung eines peripheren Nerven geführt, so ist die Nervennaht unter günstigen operationstechnischen Bedingungen möglichst frühzeitig anzustreben. Die Nervennaht kann als Primärnaht (unmittelbar nach der chirurgischen Wundversorgung) oder als „frühe Sekundärnaht", etwa vier Wochen nach reizloser Wundheilung durchgeführt werden. Die Erfahrung hat gelehrt, daß eine Primärnaht nur in manchen ausgewählten Fällen zum Erfolg führt. Einige gute Gründe sprechen für die frühe Sekundärnaht (reizlose Wundverhältnisse, besseres Abschätzen der epi- und perineuralen Narbenbildung, nicht notfallmäßiger, sondern gut vorbereiteter Operationsablauf). Die Nervennaht sollte immer unter dem Operationsmikroskop oder *zumindest* unter binokularer Lupensicht vorgenommen werden. Die Naht eines verletzten Nerven ist eine verantwortungsvolle und mit besonderer technischer Sorgfalt vorzunehmende Operation.

Operationsziel
Wiederherstellung der Nervenkontinuität durch möglichst *spannungsfreie* Naht. Die bewährteste Operationsmethode ist die spannungsfreie End-zu-End-Naht mit soweit wie möglich koaxialsymmetrischem Aufeinandertreffen der größeren Nervenfaszikel des proximalen und distalen Nervenstumpfes. Oft aber besteht auch nach ausgiebiger Mobilisation des Nerven und nach entsprechender, eben noch zulässiger Beugung der Gelenke eine Diastase, die nicht mehr spannungsfrei oder überhaupt nicht mehr durch eine

End-zu-End-Naht überbrückt werden kann. Dann ist die Operationsmethode der Wahl die autologe Nerventransplantation, d.h. die Übertragung eines körpereigenen Hautnerven. Diese Nervennaht wird auch als *interfaszikuläre Naht* bezeichnet.

Operationstechnik
1. Die End-zu-End-Naht (Abb. 4.57)
— Führung des Hautschnittes möglichst unter Ausnutzung der bestehenden Narbe.
— Zunächst Freilegung des proximalen und distalen Nerven bis zur Verletzungsstelle, der Neurombildung.
— Freipräparation und Resektion des Neuroms.
— Anfrischung der Nervenstümpfe: Hierzu werden die Stümpfe auf einen Holzspatel gelegt und mit einer Rasierklinge schnittweise tangential zum Nervenquerschnitt reseziert, bis frische Nervenfaszikel zum Vorschein kommen. Die in einer Klemme oder in einer Spezialhalterung fixierte Rasierklinge wird zweckmäßigerweise vor jeder neuen Resektion ausgewechselt.
— Anlegen von Haltenähten (atraumatische Seide 6/0 (0,7 metric)) an den beiden äußeren Seiten der Nervenstümpfe. Der Operateur führt dann den proximalen und distalen, angefrischten Stumpf koaxial zusammen, und vom Assistenten wird die Adaptation mit leichtem Zug an den Haltenähten gesichert.
— Nervennähte: Mit 8/0 (0,4 metric) atraumatischer Seide, zunächst an der oberen Zirkumferenz und dann nach Rotation des Nerven mittels der Zügelnähte an der unteren Hälfte. Nach Beendigung der Perineuralnähte werden die Haltenähte wieder entfernt.
— Wundverschluß wie oben beim Karpaltunnel-Syndrom bzw. bei der Ulnarisverlagerung angegeben.
— Gipsschiene zur Ruhigstellung.

2. Die interfaszikuläre Naht (Abb. 4.58)
Vorbemerkung: Zur autologen Nerventransplantation dient ein funktionell unwichtiger Hautnerv. Üblicherweise entnimmt man an der Wade den oberflächlich gelegenen N. suralis. Bei Operationen am Vorderarm ist es mitunter auch möglich, einen ausreichend kaliberstarken und langen Hautnerven zu gewinnen.

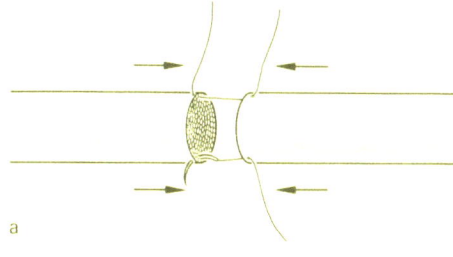

a

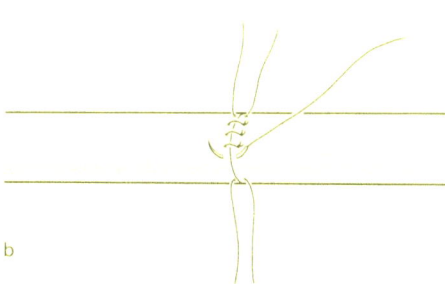

b

Abb. 4.57a u. b. Nervennaht (End-zu-End-Naht). (a) Anlegen der Adaptationsnähte, (b) Nervennaht mit atraumatischer Nadel

Technik der Suralis-Entnahme
— Beugung des Beines im Hüft- und Kniegelenk und leichte Innenrotation des Oberschenkels.
— Wenige Millimeter messender Hautschnitt dicht oberhalb des äußeren Fußknöchels. Aufsuchen des Suralis-Nerven.
— Dann je nach gewünschter Länge des Transplantates weitere kleinere Hautschnitte in größeren stufenförmigen Abständen an der Wade.
— Mobilisierung des Nerven und Durchtrennung des Suralis zunächst proximal und dann nach schrittweisem Durchziehen nach unten distal. Das gewonnene Transplantat wird in einem Schälchen mit Ringer-Laktat-Lösung aufbewahrt.
— Wundverschluß mit atraumatischer Hautnaht. Verband mit elastischer Binde.

Technik der interfaszikulären Naht
— Nach Resektion des Neuroms und adäquatem Anfrischen des proximalen und distalen Nervenstumpfes Ausmessen der Diastase.

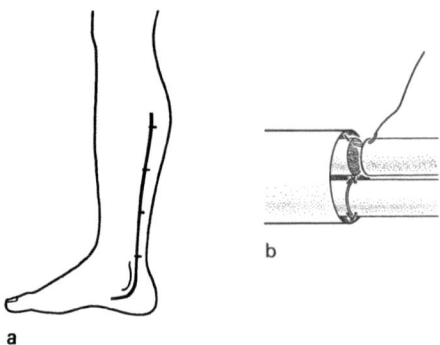
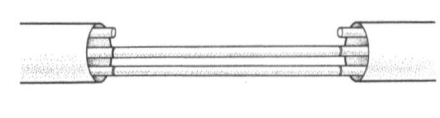

Abb. 4.58 a–c. Interfaszikuläre Naht. (a) Entnahme des Suralis-Hautnerven, (b u. c) Interposition der Transplantate und Faszikelnaht

— Aufteilung des Hautnerven-Transplantates in mehrere, der Länge des Defektes entsprechende Teile.
— Resektion des Epineuriums (äußerste Bindegewebsschicht der Nervenstümpfe) und Darstellung mehrerer Nervenfaszikel (Nervenfaserbündel). Hierzu dient die gezähnelte Mikro-Schere mit Wellenschliff.
— Interposition der vorbereiteten Transplantate und Adaptation an die einzelnen proximalen und distalen Faszikel mit atraumatischer Seide 8/0.
— Wundverschluß wie oben.

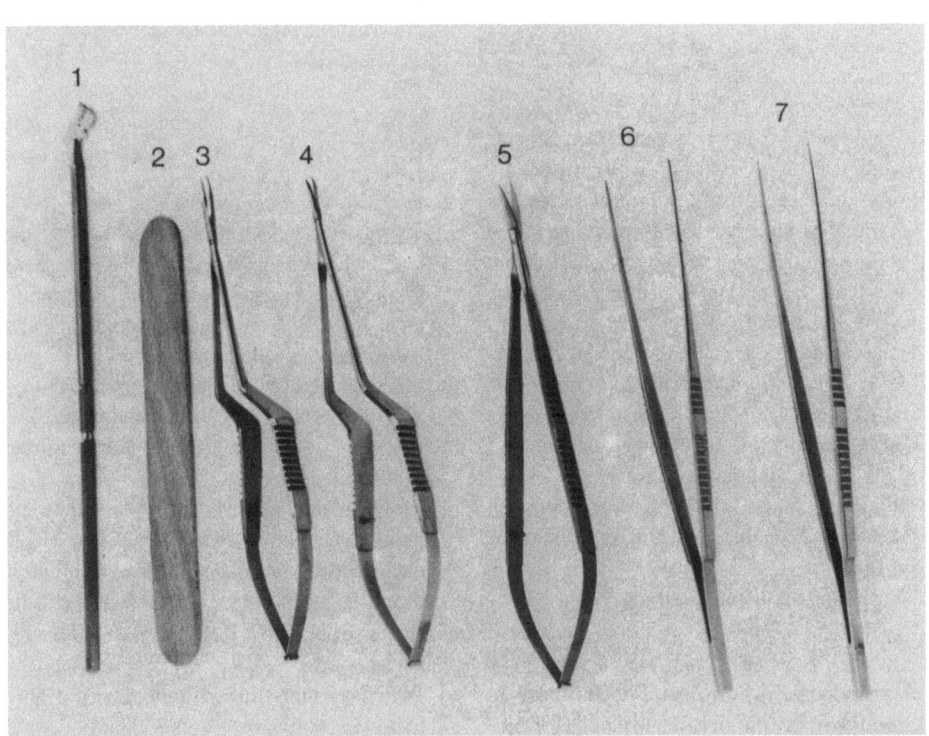

Abb. 4.59. Mikro-Instrumentarium für die periphere Nerven-Chirurgie. 1. Rasierklingen-Brecher und Halter mit Rasierklinge; 2. Holzspatel; 3. Nadelhalter, fein, bajonettförmig nach Samii; 4. Mikro-Schere, bajonettförmig, fein nach Samii; 5. Mikro-Schere, gebogen mit Wellenschliff nach Samii; 6. Faden-, Faß- und Knüpf-Pinzette nach Samii, 0,8 mm; 7. Faden-, Faß- und Knüpf-Pinzette nach Samii, 0,6 mm

Instrumentarium (Abb. 4.59)
Metallbox mit speziellem Mikro-Instrumentarium nach Samii:
2 Faden-, Faß- und Knüpf-Pinzetten, 0,6 mm
2 Faden-, Faß- und Knüpf-Pinzetten, 0,8 mm
1 Mikro-Schere gebogen, fein, mit Wellenschliff
1 Mikro-Schere, bajonettförmig, fein
2 verschiedene Nadelhalter, bajonettförmig
1 Zentimetermaß
1 Holzspatel
1 Rasierklinge
1 Rasierklingenbrecher
Nervennaht: Seide 8/0, atraumatische GS-Nadel
Bei der „interfaszikulären Nerventransplantation" wird zur Entnahme des Suralis-Nerven aus der Wade ein 2. Instrumentiertisch mit folgenden Instrumenten benötigt:
1 Skalpell-Griff mit Klinge Nr. 19
1 Metzenbaum-Schere
1 Cooper-Schere
2 chirurgische Pinzetten, fein
2 chirurgische Pinzetten, normal
2 anatomische Pinzetten, fein
2 ganz kleine stumpfe Wundspreizer
6 Moskito-Klemmen, stumpf
2 2-zinker Haken
1 Stiel-Tupfer
1 Bajonett-Pinzette für bipolare Koagulation
6 Tuch-Klemmen nach Backhaus
1 atraumatischer Nadelhalter
1 Schälchen mit Ringer-Laktat für die Aufnahme des zu transplantierenden Suralis-Nerven
4 kleine Gummilaschen zum Anschlingen des Suralis-Nerven
Naht nach Suralisentnahme
In der Regel nur Haut, 4/0 (1,5 metric), atraumatische P-3-Nadel.
Falls subkutan genäht wird, 3/0 (2 metric) Dexon, kleine Nadel.
Dieses Instrumentarium dient selbstverständlich auch bei der exploratorischen Freilegung eines geschädigten peripheren Nerven und bei seiner Lösung aus Narbengewebe (äußere Neurolyse) und bei der Resektion von interfaszikulärem peri-neuralem Neuromgewebe (innere Neurolyse).

4.4. Spezielle kinderneurochirurgische Operationen

Der Neurochirurg und auch mancher Kinderchirurg werden nicht selten mit einigen *angeborenen* Störungen der Entwicklung und Reifung des Gehirns und Rückenmarkes und der sie umgebenden knöchernen Strukturen (Schädel und Wirbelsäule) konfrontiert. Es handelt sich dabei hauptsächlich um
1. den Hydrocephalus internus,
2. die Spina bifida und
3. die Kraniostenose.

4.4.1. Liquorableitende Operationen beim Hydrozephalus

Unter einem Hydrocephalus internus verstehen wir eine Aufweitung der Hirnkammern (Ventrikel) infolge einer gestörten Liquorzirkulation. Das Hirnkammersystem setzt sich aus mehreren Ventrikeln zusammen: die beiden Großhirnkammern münden in den III. Ventrikel des vorderen Hirnstammes. Dieser III. Ventrikel steht mit einem feinen Kanal, dem sogenannten Aquädukt, mit der IV. Hirnkammer in Verbindung, deren Boden vom unteren Hirnstamm und deren zeltförmiges Dach vom Kleinhirn gebildet wird. Der Liquor, unter physiologischen Verhältnissen eine glasklare eiweiß- und zellarme Flüssigkeit, wird in den Hirnkammern von einem spezifischen sezernierenden Gewebe (Plexus chorioideus) produziert. Er verläßt das Hirnkammersystem durch drei Öffnungen im Bereich des IV. Ventrikel, umfließt das Rückenmark und das Gehirn in den basalen Zisternen der Schädelbasis und steigt dann an die Hirnoberfläche auf, wo er in das abfließende hirnvenöse Blut des oberen Längsblutleiters (Sinus sagittalis) übertritt. Prinzipiell lassen sich nun zwei Ursachen für eine gestörte zerebrale Liquorzirkulation unterscheiden:
1. Ein Passagehindernis in den Hirnkammern oder im Bereiche der basalen Zisternen.
2. Eine unvollständige oder gar fehlende Resorption an der Hirnoberfläche.

Beim angeborenen Hydrozephalus handelt es sich meistens um eine Stenose oder um einen Verschluß des Aquäduktes oder um eine mangelhafte Ausbildung der basalen Liquorwege

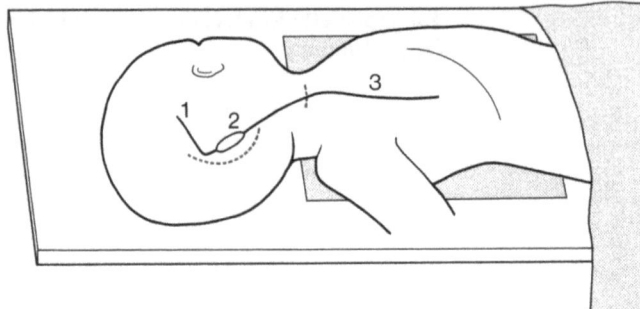

Abb. 4.60. Liquordrainierende Operation, Lagerung des Kindes zum ventrikulo-atrialen Shunt (1. Ventrikelkatheter; 2. druckregulierendes Ventil; 3. Herzkatheter)

und der Resorptionsstätten an der Hirnkonvexität. Der im Säuglingsalter und im frühen Kindesalter *erworbene* Hydrozephalus ist gewöhnlich auf Verklebungen des Aquäduktes bzw. des subarachnoidalen Liquorraumes infolge einer Menigitis oder einer Blutung zurückzuführen. Der in den Hirnkammern gestaute Liquor führt über kurz oder lang zu einer gefährlichen Druckerhöhung im Schädelinnenraum (hydrozephaler Hirndruck).

Operationsziel
Senkung des erhöhten Hirnkammerdruckes auf den physiologischen Liquordruck durch eine Liquorableitung. Der obere Grenzwert des normalen Liquordruckes liegt etwa bei 10 mmHg.

Operationstechnik
Die Liquorableitung besteht aus einem Drainage-System, das den aufgestauten Liquor aus den Ventrikeln über ein druckregulierendes Ventil in das Venenblut des rechten Herzvorhofes (Atrium) führt. Diese liquorableitende Operation wird daher auch als *ventrikulo-atrialer Shunt* bezeichnet (Abb. 4.60). Für einen derartigen Liquor-Shunt stehen verschiedene Ventilsorten (Holter-Ventil, Pudenz-Heyer-System, Hakim-Ventil etc.) mit entsprechenden Öffnungsdrucken (Mitteldruck, Niederdruck etc.) zur Verfügung. Prinzipiell besteht der Eingriff in der Implantation eines Ventrikel-Katheters, eines Herz-Katheters und eines dazwischengeschalteten druckregulierenden Ventils. Das Shunt-System wird, wenn keine triftigen Gründe im Individualfall dagegen sprechen, stets auf der rechten Seite angelegt.

— Rückenlagerung des Kindes auf einen wärmbaren Operationstisch. Der Kopf wird seitwärts geneigt und ein wenig nach hinten flektiert. Eine entsprechend große Röntgenplatte wird für die spätere intraoperative Thoraxübersicht unter die Schultern gelegt. Nach Jodierung Anzeichnen der beiden Operationsschnitte am Kopf und am Hals. Dann Abdeckung mit Klarsichtfolien und Tüchern.

Herzkatheter-Implantation
— Zunächst Freilegung der V. facialis an ihrer Einmündungsstelle in die tiefe Halsvene (V. jugularis interna). Einführen des Herz-Katheters, der über die Fazialisvene via Jugularvene bis zum rechten Herzvorhof vorgeschoben wird. Dann Injektion von 1 ml Röntgen-Kontrastmittel und Abschaltung einer Thorax-Übersichtsaufnahme zur Kontrolle der Lage der Herz-Katheterspitze.

Ventrikelkatheter-Implantation
— Punktion der rechten Großhirnkammer entweder von einem frontalen oder parieto-okzipitalen Bohrloch aus. Das Bohrloch wird beim Säugling und Kleinkind mit dem Handbohrer gesetzt. Beim Holter- und Hakim-Ventil wird der Ventrikel-Katheter direkt an das nunmehr zu implantierende Ventil angeschlossen. Beim Pudenz-Heyer-Shuntverfahren findet sich das Ventil in der Spitze des Herz-Katheters, und im Bereich des Bohrloches wird an den Ventrikel-Katheter lediglich eine kleine Plastik-Prüfkammer angeschlossen.

— Das Holter- bzw. Hakim-Ventil und einschließlich der Herz-Katheter, der von der Halswunde in den kranialen Wundbereich subkutan durchgezogen wird, werden unter die Kopfhaut implantiert. Verlängerung der Katheter, sofern erforderlich, erfolgt mittels

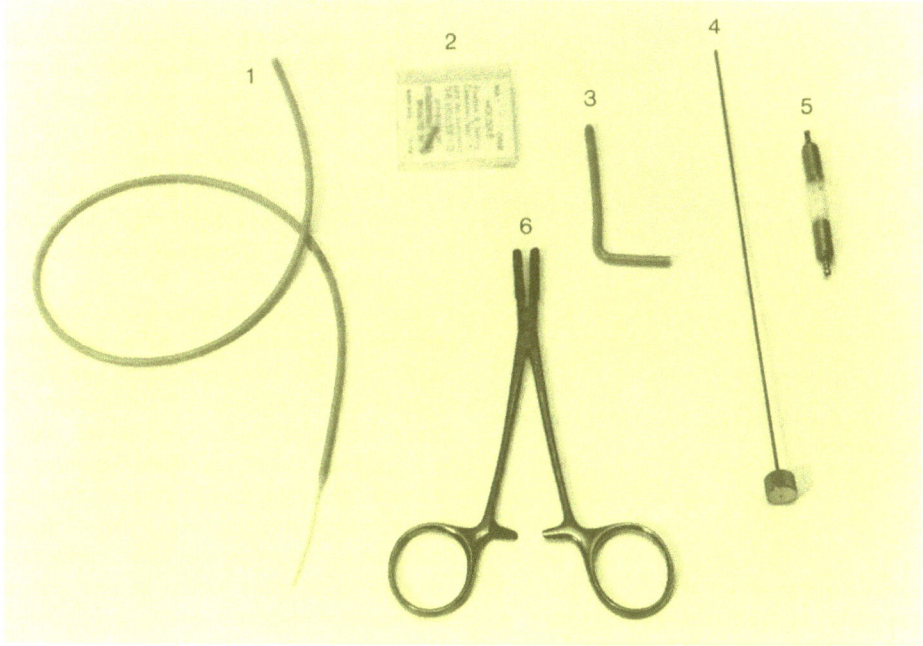

Abb. 4.61. Spitz-Holter-System. 1. Herzkatheter; 2. Konnektor (in einem sterilen Klarsichtpäckchen aufbewahrt); 3. Ventrikel-Katheter; 4. Führungs-Sonde für Ventrikel-Katheter; 5. Spitz-Holter-Ventil; 6. armiertes Klemmchen

entsprechender Zwischenstücke, die an kleinen Metallkonnektoren fixiert und an den Ventrikel- bzw. Herz-Katheter angeschlossen werden.

Instrumentarium (Abb. 4.61)
- Zubehör des Drainage-Systems, bestehend aus:
  Herz-Katheter
  Ventrikel-Katheter und
  liquordruckregulierendes Ventil.
- 2 mit feinen Gummimuffen armierte Klemmchen zur vorübergehenden Abklemmung der Katheter.
- 2 Rekordspritzen zu 2 und 10 ml für Kontrastmittel und Kochsalzlösung und entsprechende Knopfkanülen.
- Steigrohr zur Messung des Ventrikeldruckes.
- 2 kleine anatomische Pinzetten („Uhrmacher-Pinzetten") und Mikro-Schere für die Implantation des Herz-Katheters.
- Ansonsten übliches Instrumenten-Besteck wie bei der Kraniotomie (s. 4.1.).

- Muskel- und Subkutannaht mit Dexon 3/0 (2 metric), kleine scharfe Nadel. Haut mit Mersilene 4/0 (1,5 metric) atraumatisch, P-3-Nadel.

Wichtig: Die zu implantierenden Katheter und das Ventil nicht mit chirurgischen Pinzetten, sondern nur mit anatomischen oder gummiarmierten Pinzetten berühren. Eine nur winzige Beschädigung des Shunt-Systems kann den Erfolg der Operation infrage stellen.

4.4.2. Plastische Deckung bei der Spina bifida cystica (Myelomeningocele)

Mit Spina bifida wird eine angeborene Verschlußstörung des Wirbelsäulenkanals bezeichnet. Die einfachste und fast immer klinisch belanglose Form ist der gewöhnlich mehr zufällig auf der Wirbelsäulen-Röntgenaufnahme entdeckte unvollkommene Bogenschluß eines oder mehrerer Wirbel (Spina bifida occulta). Bei der schwerwiegendsten Manifestation einer Spina bifida ist nicht nur der Wirbelsäulenkanal, sondern auch das Rückenmark betroffen. Man

Neurochirurgische Operationen

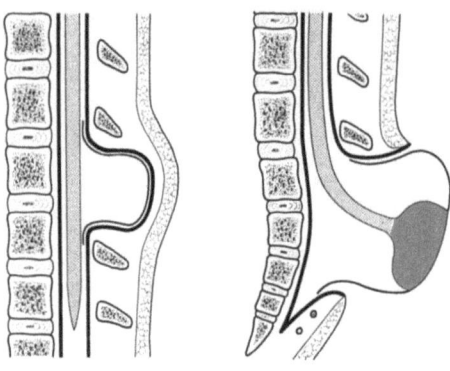

Abb. 4.62. Spina bifida. (a) Meningozele, (b) Myelomeningozele

nennt diese Form, wo der Spinalkanal breit offen bleibt, die Weichteile darüber fehlen und das Spinalmark *primär* fehlgebildet ist, eine offene Myelomeningozele bzw. Myelozele. Liegt lediglich eine zystische Ausstülpung der Rückenmarkshäute durch die spinale Spaltbildung vor bei an sich normal entwickeltem Rückenmark, so spricht man von einer Meningozele (Abb. 4.62). Der Neurochirurg hat es gewöhnlich mit den primär offenen Myelozelen im Lumbo-Sakral- bzw. im Lumbo-Thorakal-Bereich zu tun. An dieser schon rein äußerlich sichtbaren spinalen Fehlbildung unterscheidet man drei Gewebszonen: außen einen hyperpigmentierten Hautsaum (Zona dermatica), dann eine pergamentdünne, meist zystisch vorgewölbte Membran (Zona epithelio-serosa) und im Zentrum die blutrote Medullarplatte, das fehlgebildete Rückenmark, das an dieser Stelle auf einer ursprünglichen embryonalen Entwicklungsstufe stehengeblieben ist. Bei den primär nicht überhäuteten, also offenen Myelomeningozelen besteht vom ersten Augenblick des Neugeborenenlebens an die Gefahr einer aufsteigenden Infektion der weichen Häute des Rückenmarkes und schließlich des Gehirns (Meningitis). Weiterhin kann es durch Druck zu Nekrosen und Ulzerationen der Medullarplatte und damit unter Umständen zu einer weiteren Verschlechterung der an sich schon mehr oder weniger schweren Querschnittslähmung kommen.

Operationsziel

Durch eine plastische Deckung und durch einen Verschluß des offenen Spinalkanals soll eine Meningitis und eine weitere neurologische Verschlechterung verhindert werden. Der neurochirurgische Eingriff ist daher als eine sehr dringliche Operation anzusehen. Die Operation sollte in den ersten sechs bis zwölf Stunden nach der Geburt des Myelozelen-Kindes durchgeführt werden.

Während die chirurgisch-technische Seite der Operation keine nennenswerten Probleme bietet, wirft die Indikationsstellung zum operativen Eingriff in einer Reihe von Fällen die schwierigsten Fragen auf. Ganz allgemein kann in diesem Zusammenhang hervorgehoben werden, daß eine Operation *nicht* in Frage kommt bei Neugeborenen, die entweder weitere Organfehlbildungen aufweisen oder eine derartig ausgedehnte Spina bifida haben, die eine spätere Rehabilitation unmöglich macht. Gemeint sind die großen thorakalen Myelomeningozelen.

Operationstechnik

— Bauchlagerung auf einem wärmbaren Operationstisch. Nabel steril mit Bauchtuch abdecken. Polster unter das Abdomen legen.
— Längs- oder quer-ovaläre Umschneidung der Fehlbildung am Rande der Zona dermatica.
— Freipräparation der seitlichen Duraränder.
— Mobilisierung und Abtragung der Zele, wobei die Medullarplatte im offenen Spinalkanal verbleibt und eventuell im Zelensack verlaufende Spinalfasern behutsam gelöst und in den Spinalraum verlagert werden.
— Plastische Deckung des Spinalkanals durch möglichst enge, wasserdichte Duranaht und durch Mobilisierung und türflügelartiges Übereinanderschlagen der paravertebralen Faszie.

Instrumentarium

2 Skalpell-Griffe, Klingen Nr. 19 und 29
1 Cooper-Schere
1 Metzenbaum-Schere
2 chirurgische Pinzetten, normal
2 chirurgische Pinzetten, fein
2 kleine 4-zinker Haken
2 kleine Langenbeck-Haken

2 Stiel-Tupfer, klein
1 Stiel-Tupfer, groß
1 breiter Dissektor nach Tönnis
25–30 kleine Klemmchen, stumpf
2–4 kleine Klemmchen, scharf
10–12 Tuch-Klemmen
1 Bajonett-Pinzette für bipolare Koagulation
1 Mikro-Schere
1 Mikro-Dissektor
1 8er Metall-Sauger
1 6er Metall-Sauger
1 20 ml Spritze mit Knopfkanüle

2. Tisch
2 kleine Selbstsperrer, stumpf
1 Schale für Präparat
2 Schalen mit je einer Ampulle Nebacetin mit kleinen Tupfern und Kocher-Klemme zum Desinfizieren des Wundbereiches
2 Hegar-Nadeln, normal
2 Hegar-Nadelhalter, atraumatisch
1 gerade Schere
1 Saugschlauch mit Metall-Sauger, Größe 8 und 6
Hirnwatten, kleine, mittlere und lange

Naht
Duranähte: Seide 3/0 (2 metric) atraumatisch, TF-Nadel
Muskel: Seide 3/0 (2 metric) atraumatisch, TF-Nadel
Subkutan: Dexon 3/0 (2 metric), kleine scharfe Nadel
Haut: Etiflex 4/0 (1,5 metric), P-3-Nadel

4.4.3. Entlastungstrepanation bei der Kraniostenose

Kraniostenose bedeutet eine vorzeitige Schädelnaht-Verknöcherung beim Neugeborenen bzw. Kleinkind. Je nach dem, welche Schädelnaht betroffen ist, kommt es zu bestimmten Schädeldeformierungen. Im wesentlichen unterscheiden wir einen Kahn- oder Längsschädel (Scaphocephalus) bei vorzeitiger Verknöcherung der Pfeilnaht (Sagittalnaht), einen Kurz- oder Breitschädel (Brachycephalus) bei Kraniostenose der Kranznähte (Koronarnähte) und schließlich

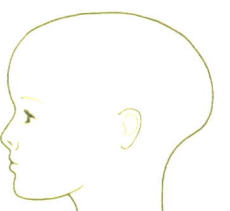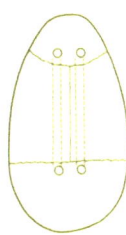

Abb. 4.63. Kraniostenose. Links Schädel bei vorzeitiger Verknöcherung der Pfeilnaht. Lineare Kraniotomie (punktierte Linien) beidseits der Pfeilnaht

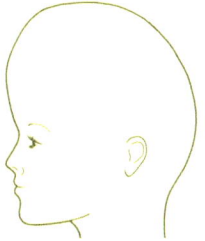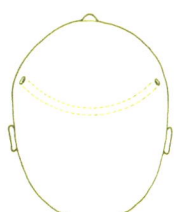

Abb. 4.64. Kraniostenose. Vorzeitige Verknöcherung der Kranznaht, lineare Kraniotomie (punktierte Linie)

einen Turmschädel (Turricephalus) bei gleichzeitiger Synostose der Pfeilnaht und der Kranznähte. In vielen Fällen führt die Schädeldeformierung zu einer Einengung des Schädelinnenraumes. Dies kann für das sich in seinem Volumen gerade im ersten Lebensjahr besonders stark entwickelte kindliche Gehirn eine ernsthafte Kompression bedeuten.

Operationsziel
Dekompression des Schädels entlang den betreffenden vorzeitig verknöcherten Schädelnähten (sogenannte *lineare Kraniotomie*) (Abb. 4.63 u. 4.64). Wichtig ist, daß die Entlastungstrepanation über die angrenzenden, nicht von der Kraniostenose betroffenen Schädelnähte gezogen wird, also zum Beispiel beim Scaphocephalus über die Koronarnähte frontal und über die Lambdanähte nach okzipital. Erst dann kann die angestrebte zerebrale Druckentlastung erwartet werden.

Operationstechnik
— Rückenlagerung auf einem wärmbaren Operationstisch.

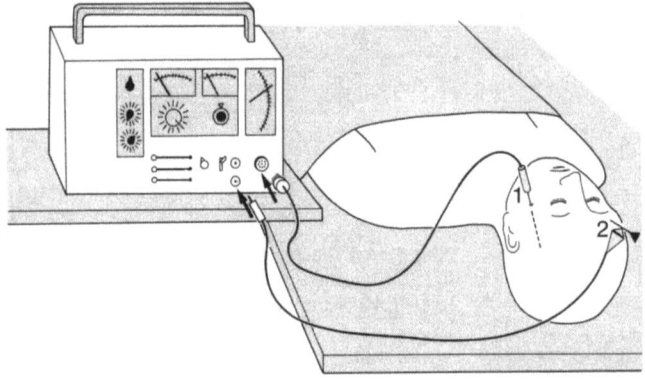

Abb. 4.65.
Thermokoagulation des Ganglion Gasseri bei der Trigeminus-Neuralgie (1. temperaturkontrollierende Koagulations-Sonde, 2. indifferente Elektrode)

- Lagerung und Fixation des Kopfes auf einer Kopfstütze.
- Hautschnitt entlang der betroffenen verknöcherten Schädeldachnaht.
- Beidseits parallel zur Kraniostenose werden mit dem Handbohrer je ein Bohrloch gesetzt und dann mit der Luerschen Zange osteoklastisch Kraniotomie-Rinnen gezogen. Sofortiges Verschließen der Spongiosablutungen mit Knochenwachs.
- Die entstandenen Kraniotomieränder werden mit Folienstreifen umhüllt und mit durch Drillbohrlöcher gezogenen Fäden fixiert. Hierdurch soll eine erneute Verknöcherung hintan gehalten werden.

Instrumentarium
Grundsätzlich wie zur Kraniotomie (s. 4.1.).

4.5. Perkutane Eingriffe

4.5.1. Die Thermokoagulation bei der Trigeminusneuralgie (Abb. 4.65)

Die perkutane Thermokoagulation ist ein weitgehend risikoloses und mehrfach wiederholbares Operationsverfahren zur Schmerzausschaltung bei der Trigeminusneuralgie. Die klinische Symptomatologie und die Operationsindikation wurden bereits unter 4.1.5. besprochen. Der Eingriff besteht im wesentlichen darin, daß eine Sonde an die äußere Schädelbasis gebracht und durch das Foramen ovale, der Austrittsstelle des 3. Trigeminusastes, nach intrakraniell an die Trigeminusfasern hinter dem Ganglion Gasseri geführt wird. Durch röntgenologische Kontrolle und durch elektrische Reizung (Stimulation) wird die Lage der Koagulationsnadel geprüft. Die Schmerzausschaltung erfolgt durch temperaturkontrollierte Koagulation der punktierten Trigeminusfasern.

Operationsziel
Thermokoagulation der spezifischen schmerzleitenden Fasern im Trigeminusnerven, d.h.: Ausschaltung der Schmerzempfindung im betroffenen Trigeminusast unter weitgehender Erhaltung der Berührungsempfindung.

Operationstechnik
Voraussetzung für diese Art der kontrollierten Thermokoagulation ist die Ausrüstung mit dem unter 2.3. beschriebenen Koagulationsgerät und dem zugehörigen Punktions- und Sondeninstrumentarium.
- Der perkutane Eingriff wird in kombinierter Neuroleptanalgesie und kurzdauernder Barbiturat-Narkose vorgenommen. Während der nicht wesentlich schmerzhaften Reizversuche muß der Patient ansprechbar und kooperativ bleiben. Die Thermokoagulation ist aber wegen der Schmerzhaftigkeit in kurzer Allgemeinbetäubung durchzuführen.
- Normale Rückenlagerung des Patienten auf dem Operations- oder Röntgentisch. Markierung der für den Zielpunkt wichtigen Orientierungsstellen (3 cm vor dem äußeren Gehörgang, 2 bis 3 cm seitlich vom Mundwinkel und Mitte der Pupille) mit einem

Filzstift. Einstechen der Nadel für die indifferente Elektrode am frontalen Skalp.

— Desinfektion der vorgesehenen Punktionsstelle am äußeren Mundwinkel mit einem Antiseptikum. Perkutane Punktion des Foramen ovale an der Schädelbasis mit der entsprechenden stilettversehenen Kanüle.

— Nach weiterem Vorschieben der Kanüle röntgenologische Kontrolle der Lage der Punktionsnadel im seitlichen und anteroposterioren Strahlengang und in Schädelbasis-Einstellung.

— Liegt die Kanüle offensichtlich korrekt, beginnt der elektrische Reizversuch: Austausch des Stilett gegen die empfindliche und vorsichtig zu handhabende Thermo-Sonde, die dann, wie auch die indifferente Elektrode, an das Koagulationsgerät mit entsprechendem Kabel angeschlossen wird.

— Stimulation: Werden bei der Reizung vom Patienten Mißempfindungen (Parästhesien) nur im betroffenen neuralgischen Trigeminusast bzw. in der Trigger-Zone angegeben, dann liegt die Sonde für eine erfolgreiche Thermokoagulation günstig. Jetzt wird vom Anästhesisten die Barbiturat-Kurznarkose vorgenommen.

— Unter dieser allgemeinen Betäubung erfolgt die eigentliche thermokontrollierte Koagulation der Trigeminusfasern. Die Koagulationsdauer beträgt 1 Minute. Die Koagulationswärme am Ort der Läsion im Trigeminusnerven wird an der Temperaturanzeigetafel des Gerätes überwacht und gesteuert.

— Nach Erwachen aus der Narkose wird eine neurologische Sensibilitätsprüfung vorgenommen. Besteht eine Analgesie mit Hyp- oder Normästhesie im entsprechenden Trigeminusast, so ist der Eingriff gelungen und damit beendet. Liegt nur eine unvollkommene Ausschaltung der Schmerzempfindung vor, muß erneut in Narkose thermokoaguliert werden.

— Nach erfolgreichem Eingriff Entfernung der Thermosonde mit Punktionskanüle und der indifferenten Elektrode. Abdecken der Punktionsstelle mit kleinen Filz- oder Pflasterstreifen.

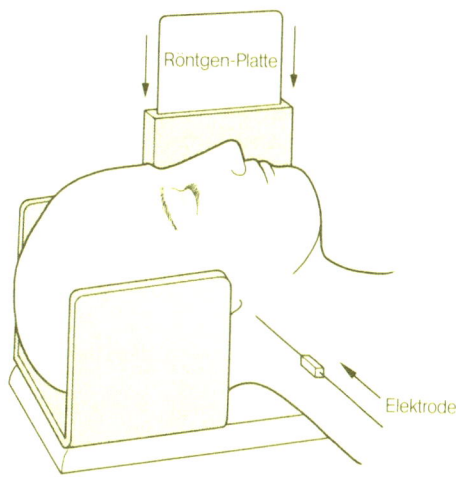

Abb. 4.66. Perkutane Chordotomie

Instrumentarium
Siehe unter Thermokoagulation-Gerät (2.3.).

4.5.2. Die perkutane Chordotomie
(Abb. 4.66)

Die operative Unterbrechung der schmerzleitenden Bahnen im Vorder-Seitenstrang des Rückenmarks wird als Chordotomie bezeichnet. Die Chordotomie dient hauptsächlich zur Behandlung des medikamentös nicht mehr zu beherrschenden Karzinom-Schmerzes. Vor Einführung des perkutanen Verfahrens, das die Entwicklung des Chordotomie-Gerätes (s. 2.3.) und der zugehörigen Elektroden zur Voraussetzung hatte, wurde die Durchtrennung der spinalen Schmerzbahnen mit einem sichelförmigen Messerchen (Chordotom) nach hoher zervikaler oder nach thorakaler Hemilaminektomie bzw. Laminektomie durchgeführt („offene Chordotomie"). Die perkutane Chordotomie hat die offene Operationsmethode weitgehend verdrängt. Sie bietet gegenüber dem früheren Operationsverfahren folgende wichtige Vorteile:

1. Die Operation besteht lediglich in einer Punktion und ist daher primär weit weniger traumatisierend und auch zeitsparender als die offene Chordotomie. Dieser wenig belastende Eingriff kann auch kachektischen, schwerstkranken Patienten zugemutet werden.

2. Vor dem Setzen der Läsion, die eine Ausschaltung der Schmerzbahnen zur Folge ha-

ben soll, kann die Lage der Elektrode *exakt* durch elektro-physiologische, das Rückenmark nicht verletzende Reizversuche geortet und eventuell korrigiert werden.
3. Da der Patient keiner Narkose bedarf, kann während des perkutanen Eingriffes, d. h. während der einzelnen Koagulationen, das Operationsresultat Schritt für Schritt überprüft werden.

Operationsziel
Analgesie auf der vom Schmerz befallenen Körperhälfte.

Operationstechnik
Die perkutane Chordotomie wird *einseitig* im oberen Halsmark vorgenommen. Es werden fünf Schritte im Operationsablauf unterschieden:
1. die Punktion des zervikalen Liquorraumes,
2. die röntgenologische Darstellung der vorderen Rückenmarkskontur,
3. das Einführen der Elektrode und die Spinalmark-Punktion,
4. der Reizversuch,
5. die fraktionierte Koagulation.

Das notwendige Instrumentarium wurde bereits unter 2.3. besprochen.

— Rückenlage des Patienten auf dem Operationstisch. Fixierung des Kopfes in leichter Hyperextension auf einer Kopfstütze. Einstellung des Röntgenbildwandlers zur seitlichen Durchleuchtung der oberen Halswirbelsäule.
— Nach Lokalanästhesie mit 1%iger Prokain-Lösung seitliche Punktion des zervikalen Spinalkanals zwischen den Bögen des ersten und zweiten Halswirbelkörpers mit einer Lumbalnadel unter Röntgenkontrolle.
— Tropft Liquor nach Entfernen des Mandrins aus der Punktionsnadel ab, erfolgt die röntgenologische Darstellung der vorderen Halsmark-Kontur und des Zackenbandes mit Luft oder einigen Millilitern positiven Kontrastmittels, wie zum Beispiel mit Duroliopaque.
— Einführen der Elektrode über die liegende Hohlnadel. Die Elektrode überragt die Nadelöffnung um 4 mm. Anschließen der Elektrode an das Chordotomie-Gerät zunächst zur Impedanz-Messung. Punktion des Rückenmarkes vor dem Zackenband im Bereich des Vorder-Seitenstranges mit der Elektrodenspitze. Der Übergang vom spinalen Liquorraum zum Rückenmark wird durch die Impedanz-Messung (Änderung des elektrischen Widerstandes) am Ohm-Meter des Gerätes kontrolliert. Fixierung der Hohlnadel mit eingeführter Elektrode auf einem Stativ, das – wenn nötig – noch feinste Korrekturbewegungen der Nadel erlaubt.

— Beginn der Reizversuche (Stimulationen): Zunächst sensible Reizung (75 bis 100 Hz und 0,1 bis 0,5 V), dann motorische Reizung (2 Hz und 1 bis 2 V). Bei korrekter Lage der Elektrode darf es während der sensiblen Stimulation nicht zu motorischen Reizantworten kommen. Während der motorischen Reizung sollte lediglich ein Zucken im Trapezius-Muskel entstehen.

— Zeigen die Stimulationsversuche, daß die Elektrode regelrecht in den schmerzleitenden Bahnen des Vorderseitenstranges und nicht in der Pyramidenbahn (wichtigste motorische Leitungsbahn!) liegt, beginnt die fraktionierte Koagulation: Zunächst über 5 Sekunden Dauer, dann schrittweise über 10 Sekunden bis insgesamt 30 Sekunden bei 20 bis 50 mA und 20 bis 25 V. Nach jeder Koagulation erfolgt eine neurologische Prüfung der erzielten Analgesie.

— Ist das Operationsziel erreicht (Analgesie auf der vom Schmerz befallenen Körperseite) wird der Eingriff mit Entfernen der Elektrode und der Punktionsnadel beendet.

Instrumentarium
1 Gefäß für Lokalanästhesie
1 Gefäß für Kochsalz
1 10 ccm Rekordspritze mit Kanüle
1 5 ccm Rekordspritze
   20 ml 1%iges Scandicain ohne Adrenalin
1 Ampulle Duroliopaque (5 ml)
   (2,5 ml Duroliopaque mit 2,5 ml Kochsalz mischen)
1 Chordotomienadel mit Mandrin
1 Elektrode mit Kabel
1 Kabel zur Erdung
1 Spezial-Kopfstütze

Sterilisationsverfahren
Chordotomie-Nadel mit Mandrin
Elektrode und Kabel gassterilisieren

4.5.3. Die perkutane Hypophysen-Punktion und Radio-Isotopen-Implantation

Die perkutane Punktion der Hypophyse und die Einlage von Radio-Isotopen stellen eine in vielen Fällen bewährte Operationsmethode zur Behandlung schmerzhaftester Knochenmetastasen bei den sogenannten hormonabhängigen Geschwülsten, wie dem Mamma- und Prostata-Karzinom, dar. In einigen ausgewählten Fällen kann dieser Eingriff auch bei rein intrasellären Tumoren, wie zum Beispiel dem eosinophilen Adenom (Akromegalie), zur Anwendung kommen.

Operationsziel
Möglichst vollständige Ausschaltung des Hypophysen-Vorderlappens (Adeno-Hypophyse) mittels implantierter Radio-Isotope. Gewöhnlich werden Radio-Gold (198 Au) oder Radio-Ytrium (90Y) gewählt.

Operationstechnik
Paranasale transethmoidale transsphenoidale Radio-Gold-Implantation
— Der Eingriff wird in Intubationsnarkose vorgenommen.
— Rückenlagerung des Patienten. Fixierung des Kopfes auf einer röntgenstrahlendurchlässigen Kopfstütze, wie zur Kraniotomie.
— Einstellen des Röntgenbildwandlers zur seitlichen Schädeldurchleuchtung.

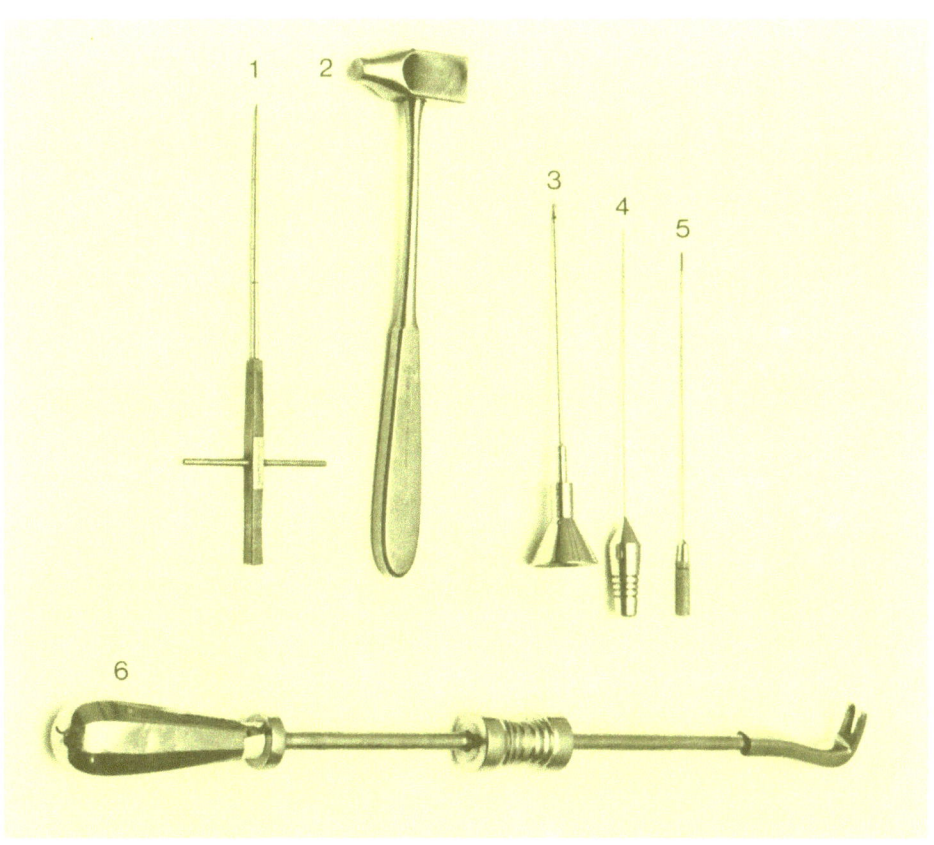

Abb. 4.67. Radio-Gold-Implantation. 1. Pfriem; 2. Metall-Hammer; 3. Hohlnadel (Trichterform); 4. Mandrin; 5. Feder-Mandrin; 6. Extraktor

- Desinfektion des medialen Augenwinkels auf der rechten Seite.
- Aufsetzen der mit einem scharfen Mandrin versehenen Punktions-Hohlnadel neben dem medialen Augenwinkel (*paranasal*) auf das Tränenbein. Mit einem kleinen Hammer wird dann unter Röntgendurchleuchtungs-Kontrolle die Hohlnadel medialwärts in Richtung auf die Sella turcica vorgetrieben. Dabei werden das Siebbein (*transethmoidal*) und das Keilbein (*transsphenoidal*) durchstoßen. Vor der endgültigen Einführung der Nadel in die Sellahöhle erfolgt eine erneute Röntgenkontrolle im antero-posterioren Strahlengang mit dem Ziel, die Hohlnadelspitze genau in die Mitte der Hypophyse zu bringen.
- Entfernen des scharfen Stahl-Mandrins und Einbringen der kleinen radioaktiven Goldstäbchen („Gold seeds", 2 bis 4 mm lang und 0,3 mm stark). Gewöhnlich genügen insgesamt zwei seeds mit insgesamt 30 bis 50 milli curie. Vorschieben der seeds durch die Hohlnadel mit einem Feder-Mandrin.
- Röntgenkontrolle der Lage der Goldstäbchen. Sie sollten genau median in der Sella liegen.
- Entfernen der Hohlnadel. Abdecken der paranasalen Punktionsstelle mit einem Filzstreifchen.

Instrumentarium (Abb. 4.67)
Die Isotopen-seeds werden in der Regel von einem nuklear-medizinischen Institut zur Verfügung gestellt. Der Nuklearmediziner gewährleistet auch den strahlengeschützten und sterilen Transport und die Übergabe der Isotope im Operationssaal.

5. Literatur

1. Einführung in die allgemeine Neurochirurgie

Brandt, G., Kunz, H., Nissen, R. (Hrsg.): Intra- und postoperative Zwischenfälle, Band IV: Neurochirurgie – Plastische Chirurgie – Kinderchirurgie. Stuttgart: Thieme 1974.

Gerlach, J.: Grundriß der Neurochirurgie. Darmstadt: Steinkopff 1967.

Grote, W.: Neurochirurgie. Stuttgart: Thieme 1975.

Hellner, H., Nissen, R., Voßschulte, K. (Hrsg.): Lehrbuch der Chirurgie, Kapitel Neurochirurgie, S. 166–234. Stuttgart: Thieme 1967.

Levy, A., Klingler, M.: Neurochirurgie. In: Allgemeine und spezielle Chirurgie (Allgöwer, M., Hrsg.), S. 517–557. Berlin-Heidelberg-New York: Springer 1973.

Olivecrona, H., Tönnis, W. (Hrsg.): Handbuch der Neurochirurgie. Berlin-Göttingen-Heidelberg: Springer 1959, 1960; Berlin-Heidelberg-New York: 1969, 1972.
  1. Band, 1. Teil, S. 2–90;
  4. Band, 1. Teil, S. 1–121;
  7. Band, 1. Teil, S. 164–237;
  7. Band, 2. Teil, S. 322–365.

Schirmer, M.: Einführung in die Neurochirurgie. Ärztliche Propädeutik und Lehrbuch für medizinische Assistenzberufe, 3. überarbeitete und erweiterte Aufl. München: Urban und Schwarzenberg 1976.

2. Einführung in Teilgebiete der operativen Neurochirurgie

Gerlach, J., Jensen, H.P., Koos, W. (Hrsg.): Pädiatrische Neurochirurgie. Stuttgart: Thieme 1967.

Hamer, J.: Die neurochirurgische Behandlung der Myelomeningocele. In: Das Spina bifida-Kind (Parsch, K.D., Schulitz, K.P., Hrsg.). Stuttgart: Thieme 1972.

Hemmer, R.: Dringliche Eingriffe an Gehirn, Rückenmark und Schädel im frühen Säuglingsalter. Stuttgart: Enke 1969.

Kessel, F.K., Guttman, L., Maurer, G. (Hrsg.): Neurotraumatologie, Band I und Band II. München: Urban und Schwarzenberg 1969, 1971.

3. Neuroanatomie

Pernkopf, E.: Topographische Anatomie des Menschen (Pichler, A., Hrsg.), IV. Band, 2. Hälfte: Anatomie des Kopfes. München: Urban und Schwarzenberg, 1960.

Sobotta-Becher: Atlas der Anatomie des Menschen, 3. Teil (Becher, H., Hrsg.). München: Urban und Schwarzenberg, 1962.

Töndury, G.: Angewandte und topographische Anatomie. Stuttgart: Thieme 1970.

4. Diagnostische Verfahren

Clar, H.E., Bock, W.J., Grote, W., Löhr, E.: Atlas der Enzephalotomie. Stuttgart: Thieme 1976.

Decker, K.: Klinische Neuroradiologie. Stuttgart: Thieme 1960.

Kautsky, R., Zülch, K.J.: Neurologisch-neurochirurgische Röntgendiagnostik und andere Methoden zur Erkennung intrakranieller Erkrankungen. Berlin-Göttingen-Heidelberg: Springer 1955.

Kazner, E., Lanksch, W., Steinhoff, H., Wilske, J.: Die axiale Computer-Tomographie des Gehirnschädels. Stuttgart: Thieme 1975.

Krayenbühl, H., Yasargil, M.G.: Die zerebrale Angiographie. Stuttgart: Thieme 1965.

5. Operationstechniken

Kempe, L.G.: Operative Neurosurgery, Vol. I and II. Berlin-Heidelberg-New York: Springer 1968, 1970.

Merrem, G., Goldhahn, W.E.: Neurochirurgische Operationen. München: Johann Ambrosius Barth 1966.

Yasargil, M.G.: Microsurgery applied to Neurosurgery. Stuttgart: Thieme; New York and London: Academic Press 1969.

6. Instrumente

Hall, R.M.: Air Instrument Surgery, Vol. I. Hall Publishing INC. Berlin-Heidelberg-New York: Springer 1970.

Instrumenten-Kataloge der Firmen: Aesculap, Tuttlingen, West-Deutschland; Braun-Melsungen, West-Deutschland; Codman-Ethicon, USA, Hamburg-Norderstedt, West-Deutschland für die Mikro-Instrumente.

Instrumenten-Kataloge der Firmen: Codman-Ethicon, USA, Hamburg, West-Deutschland; Cordis Corporation, USA; Holter Company, USA; Heyer-Schulte Corporation, USA für die Kinder-Neurochirurgie.

7. Allgemeine medizinische Nomenklatur

Zetkin, M., Schaldach, H.: Wörterbuch der Medizin. In 3 Bänden. 5. überarbeitete und erweiterte Aufl. Deutscher Taschenbuch Verlag; Stuttgart: Thieme 1974.

6. Sachverzeichnis

Abszeßexstirpation 36
Abszeßpunktion 36
Adenohypophyse 71
Adenom, eosinophiles 30, 71
Akromegalie 30, 71
Akustikusneurinom 34, 46
Analgesie 70
Aneurysma 37
Aneurysmablutung 37
Aneurysmaklipps 39, 40
Aneurysmaklippung 38, 39
Angiographie, zerebrale 12
Angiom 37, 39
Anulus fibrosus 52
Aquädukt 63
Arachnoidea 39
Arteria meningica media 24
Arteriotomie 26
Astrocytom, spinales 45
Atlasbogen 19

Bajonett-Pinzette 2
Bandscheibensequester 47
Bandscheibenvorfall, lumbaler 47
–, zervikaler 50
Barbiturat-Kurznarkose 68, 69
Basis-Instrumentarium 1
Bewegungssegment 50
Blutungen, petechiale 24
–, spontane, intrakranielle 36
Bogenschnitt, latero-medianer 18
Brachialgie 50
Brachialisangiographie 12
Brachycephalus 67
Breitschädel 67

Catgut 33
Cauda equina 48
Chiasma-Syndrom 30
Chordotom 69
Chordotomie 69
–, offene 69
–, perkutane 8, 69, 70
Cloward-Instumente 52, 53, 54, 55
Crutchfield-Zange 46, 56, 57
Cushing-Nadel 3, 11, 28, 36

Dalgreen-Zange 1
Dauerextension 57
Dauerheilung 27
Deckung, kosmetische 22

Diamantbohrnadel 9, 29
Diastase 60, 61
Diathermie-Geräte 7
Dissektor 3, 28
Doppler-Sonde 18
Drainageflasche 11
Drillbohrer 32
Drillbohrlöcher 17
Dura 24
–, lyophilisierte 25
Durahäkchen 2
Durahaltenähte 43
Durahochnähte 17, 24
Durapatch 20, 56
Duraplastik 20, 22, 23, 25
Duraschere 2, 16
Duraschutz-Zange 1
Duraspikerchen 16, 19
Durazerreißung 22, 23

Elevatorium 1, 15, 22
Entlastungskraniotomie 21, 25, 50, 56, 58
Ependymom 34, 35
–, spinales 45
Epiduralhämatom 24
Epineurium 62
Exophthalmus 26

Feder-Mandrin 72
Fensterung, interlaminäre 48, 49
Fibrinschaum-Streifen 15, 28, 37
Foramen intervertebrale 47
–, ovale 68
Foraminotomie nach Frykholm 10, 50, 56
Fraktur, fronto-basale 23
Fusionsoperation nach Cloward 50, 51

Galea 14
Galea-Periost-Transplantat 23, 27, 29
Galeawunde 22
Ganglion Gasseri 40, 41, 68
Gefäßanfärbung 12
Gefäßkatheter 26
Gefäßklemme 26
Gehörgang, innerer 10, 36
Gewebekleber 23
Gigli-Säge 1, 15
Gipsschiene 60
Glia 27
Gliome 27
Gold seeds 72

Granulom, eosinophiles 26
Großhirnhemisphären-Tumoren 27
Gummilasche 59

Hämatommembran 25
Hämo-Klippbank 2
Hämo-Klipphalter 2
Hämo-Klipps 28, 37
Hakim-Ventil 64
Handbohrer 64, 68
Heifetz-Klipps 39
Hemilaminektomie 42, 48
Herzkatheter 64
Hinterhauptshirn 28
Hinterhauptsschuppe 19
Hirnabszeß 23, 36
Hirndruck, hydrocephaler 64
Hirn-Dura-Narbe 22, 23
Hirngefäße 12
Hirnkammerpunktion 11
Hirnkammersystem 63
Hirnkompression 24, 25
Hirnkontusion 24, 25
Hirnnerven, basale 29
Hirnprolaps 22, 25
Hirnpulsationen 22
Hirnschwellung 21, 25
Hirnspatel 3, 28
Hirnstamm 35, 36, 40, 63
Hirntumoren 27
–, infratentorielle 27, 34
–, intraselläre 30
–, supraselläre 30
–, supratentorielle 27
–, zystische 28
Hirnverletzung, offene 23
Hirnwatte 16
Hirnwunde 23
Hohlmeißel-Zangen 1, 5, 19, 21, 22, 23, 29, 43
Holter-Ventil 64
Holzspatel 61
Hydrocephalus internus 11, 63
Hypernephrom 26
Hypophysektomie, transnasale 33
Hypophysenadenome 30
Hypophysenpunktion, perkutane 71
Hypophysentumor-Operation 31
Hypophysenvorderlappen 71

Impedanz-Messung 70
Impressionsfraktur 21
–, geschlossene 21, 22
–, offene 21, 22
Imprimate 22
Intervertebralraum 47, 49
Ischias-Schmerz 48

Kahnschädel 67
Kanüle, tephlon-isolierte 8
Karotisangiographie 12
Karotis-Sinus-cavernosus-Fistel 25

Karpaltunnel 58
Karpaltunnelsyndrom 58
Karzinom-Schmerz 69
Kauda-Syndrom 48
Keilbein 72
Keilbein-Meningiom 27, 29
Kleinhirnbrückenwinkel 34, 41
Klots 24, 37
Knochendeckel 15
Knochendeckelnähte 17
Knochendübel 52
Knochenfragmente 22
Knochenmetastasen 71
Koagulator, bipolarer 7
Kölner-Sparklammern 14
Kontrastmittelgabe 12
Kontrastmittelsäule 13
Kontusionsherd 23
Konvexitäts-Meningiom 27, 29
Kopffixierung 14
Kopfhalterung 31
Koronarnähte 67
Kraniopharyngeom 30
Kraniostenose 67
Kraniotomie, lineare 67
–, transfrontale 67
Kraniotomie-Sieb 1
Kranznaht 11
Kunststoff-Plastik 21, 52

Längsschädel 67
Lambda-Naht 11
Laminektomie 41, 42, 45, 46, 48
Laminektomie-Sieb 4
Leyla-Retraktor 3
Ligamentum carpi transversum 58
Ligamentum flavum 49
Liquorableitung 64
Liquordruck 64
Liquorfistel 20, 23
Liquor-Unterdruck 43
Liquorzirkulation 63
Lochzange 1, 17
Lokalanästhesie 70
Luer'sche Zange 68
Luftembolie 18
Lumbalpunktion 13
Lupensicht 60

Mamma-Karzinom 26
Mangeldurchblutung, cerebrale 26, 39
Massenblutung, intracerebrale 36
Mayfield-Klipp 38
Medullarplatte 66
Medulloblastom 34, 35
Meißel, flacher 48
Meningiome, intrakranielle 27
–, spinale 45
Meningiom-Nabel 29
Meningitis 23, 66
Meningocele 66

Metallkonnektor 65
Metallsauger 28
Methylenblau 52
Metzenbaum-Schere 16
Michel-Klammern 14, 19
Mikro-Dissektor 29
Mikro-Faßzangen 33
Mikroinstrumentarium, periphere Nerven 62
Mikro-Nadelhalter 3
Mikro-Schere 3
Mittelhirn-Syndrom 37
Mittellinienschnitt, subokzipitaler 18
Muskelembolisation, extrakranielle 26
Myelocele 66
Myelographie 12
Myelomeningocele 66
Myelopathie, chronische zervikale 50

Narbenbildung, epineurale 60
−, perineurale 60
Nasen-Nebenhöhlen 23
Nasen-Spekulum 32
Nellaton-Katheter 11
Nervenfaszikel 60
Nervennaht 60
−, End-zu-End 61
−, frühe Sekundärnaht 60
−, interfaszikuläre 61
−, primäre 60
Nervenstümpfe 61
Nerventransplantation, autologe 61
Nervenwurzel-Haken 5
Nervus medianus 58
Nervus suralis 61
Nervus trigeminus 40
Nervus ulnaris 59
Neurinom, spinales 45
Neuroleptanalgesie 68
Neurolyse 60
Neurombildung 61
Neuroradiologie 11
Nucleus pulposus 47
Nuklearmediziner 72
Nukleotomie 48, 49

Olfaktorius-Meningiom 27
Operation nach Cloward 46, 50, 51, 56, 57
−, nach Dandy 41
−, nach Frazier 41
−, transnasale-transsphenoidale 30
Operationsmikroskop 6
−, Einsatz 7
−, sterile Abdeckung 7
Operationstisch, wärmbarer 64, 66
Orbitotomie 10
Osteoblastom 45
Osteochondrom 45
Osteom 26

Palacos-Plastik 21, 22, 23
Paramedianschnitt, subokzipitaler 18

Pean-Klemmen 14, 19
Periost 15
Periost-Elevator 32
Pfeilnaht 67
Ping-Pongball-Impression 22
Pinzette, gummiarmierte 65
Plasmocytom 45
Platysma 52
Platysmanaht 53
Plexusanästhesie 58
Plexus chorioideus 63
Porus acusticus internus 36
Position, sitzende 18, 35, 36, 39, 41
Procain-Lösung 31
Prolaps, lateraler 47
−, lumbaler 47
−, medialer 47
Prostatakarzinom 26
Protrusion, lumbale 47
Pudenz-Heyer-System 64
Pyramidenbahn 70

Querschnittslähmung 58, 66

Radio-Gold-Implantation 71
Radio-Isotope 71
Radio-Ytrium 71
Raspatorium, großes 15
Redon-Drain 17
Resektionslinie 28
Rezidivprolaps 49
Rhizotomie, retroganglionäre 41
Ringer-Laktat-Lösung 61
Ringküretten 33
Rippenraspatorium 1, 15
Ritter-Kerr-Bohrer 9
Röntgen-Bildwandler 31, 52, 57, 71, 72
Röntgenkontrastmittel 11, 64
Rongeur 3, 5
Roto-Osteotome 9
Rückenmarksgefäße 46

Scaphocephalus 67
Schädelbasis-Meningiom 29
Schädelcomputertomographie 12, 24, 25
Schädeldach-Plastik 23
Schädeldachtumor 26
Schädeleröffnung 14
Schädelfraktur, wachsende 22
Schilddrüsenadenom, metastasierendes 26
Schilddrüsen-Karzinom 26
Schläfenhirn 28
Schleudertrauma 56
Schlinge, elektrische 3, 29
Schmerzausschaltung 68
Schmerzbahnen 69
Schulter-Arm-Schmerz 50
Scoville-Klipps 39
Sella turcica 30, 31, 32, 72
Sellawand 10
Sensibilitätsprüfung 69

Sequester, freier 47
Sequestrotomie 49
Shunt, ventriculo-atrialer 64
Siebbein 72
Sinus sagittalis 63
Smith-Kerrison-Stanze 5, 32, 43
Solitärmetastase 26
Sperrer, selbsthaltende 31
Spezial-Spekulum 48
Spina bifida 65
Spinalkanal 50, 66
Spinalmark 46, 66
Spinalnerv 47, 48
Spinaltumor 45
–, extraduraler 45
–, extramedullärer 45
Spinalverletzung, offene 58
Spinalwurzeln 12
Spiralbohrer 1
Spitz-Holter-Ventil 65
Spongioblastom 34, 35
Spongiosablutung 15
Stahlbohrnadeln 9
Stirnhirn 28
Strompinzette, bipolare 8
–, unipolare 8
Stryker-Druckluftbohrer 9, 29
Subarachnoidalblutung 37
Subduralhämatom, akutes 24, 25
–, chronisches 24
Subokzipitalpunktion 13
Sulcus ulnaris 59
Suralisentnahme 61
Sylvische Furche 39

Thermokoagulation 8, 68
Thermokoagulationsgerät 8

Thermo-Sonde 8, 69
Tibia-Span 46
Trepanation 14
–, bifrontale 23
–, osteoklastische 14, 27
–, osteoplastische 14
Trigeminus-Neuralgie 40, 68
Trigger-Zone 69
Tuberkulum sellae-Meningiom 30
Tuchnähte 14
Tumor-Faßzange 3
Turmschädel 67
Turricephalus 67

Übergang, kranio-zervikaler 19
Ulnarisverlagerung 59

Ventrikeleinbruchblutung 36
Ventrikelkatheter 64
Ventrikelpunktion 11
Ventrikulographie 11
Verkleinerung, intracapsuläre 36
Vorderseitenstrang 70
Vorgehen, extrakranielles 23

Wirbelfraktur 56
Wundanfrischung 22

Yasargil-Klipps 39

Zisterne, basale 31, 63
Zona dermatica 66
Zona epithelio-serosa 66
Zügelfäden 29
Zugang, transnasaler-transsphenoidaler 31
–, transoraler 46

Fachschwester – Fachpfleger

Anaesthesie – Intensivmedizin

Herausgeber: F.W. Ahnefeld, W. Dick, M. Halmágyi, H. Nolte, T. Valerius

Weiterbildung 1
Richtlinien. Lehrplan. Organisation

Von F.W. Ahnefeld, W. Dick, M. Halmágyi, T. Valerius
1975. XIII, 204 Seiten
DM 24,–; US $ 12.00
ISBN 3-540-07115-6

Inhaltsübersicht: Richtlinien über die Weiterbildung. – Richtlinien zur Anerkennung als Weiterbildungsstätte. – Richtlinien über Förderungsfähigkeit. – Einteilung des Gesamtlehrplanes. – Anmeldung und Zulassung. – Durchführung der Weiterbildung. – Leistungsnachweise. – Durchführung von Prüfungen.

Anaesthesie – Intensivmedizin

Innere Medizin – Intensivmedizin

M. Halmágyi, T. Valerius
Weiterbildung 2
Praktische Unterweisung
Intensivbehandlungsstation – Intensivpflege

1975. 67 Abbildungen. VIII, 120 Seiten
DM 24,–; US $ 12.00
ISBN 3-540-07213-6

Inhaltsübersicht: Intensivbehandlungsstation: Wichtige Anhaltspunkte für den Pflegedienst über die Eigenart der Arbeitsorganisation einzelner Berufsgruppen in der Intensivbehandlung. Hygiene, Desinfektion und Sterilisation in der Intensivbehandlung. Mittel und Materialausstattung in der Intensivbehandlung. Wichtige Anhaltspunkte für den Pflegedienst bei der Organisation der mittelbaren Patientenversorgung. – Intensivpflege: Das Intensivtherapiebett. Grundpflege bei Intensivtherapiepatienten. Aufgaben des Pflegedienstes bei der Tracheotomie und Handhabung der Trachealkanüle. Behandlungspflege bei tracheotomierten Patienten.

M. Halmágyi, T. Valerius
Weiterbildung 3
Praktische Unterweisung
Punktion. Injektion – Infusion – Transfusion. Gefäßkatheter

1976. 60 Abbildungen. VII, 120 Seiten
DM 28,–; US $ 14.00
ISBN 3-540-07723-5

Inhaltsübersicht: Punktion: Venenpunktion. Arterienpunktion. Punktion der Trachea. Punktion des Spannungspneumothorax. Punktion des Pneumothorax. Punktion des Hydro-, Hämato- und Pyothorax. Punktion des Herzbeutels. Aszitespunktion. Douglaspunktion. Punktion der Harnblase. Knochenmarkpunktion. Leberpunktion. Lumbalpunktion. – Injektion. – Infusion. – Transfusion. Gefäßkatheter: Vena cava-Katheter. Katheter in herznahen Venen und peripheren Gefäßen. – Sachverzeichnis.

M. Halmágyi, T. Valerius
Weiterbildung 4
Sonde, Katheter, Drainage, Endoskopie

ISBN 3-540-08737-0
Erscheint voraussichtlich Sommer 1978

Mengenpreis: Ab 20 Exemplare 20 % Nachlaß pro Exemplar

Preisänderungen vorbehalten

Springer-Verlag
Berlin Heidelberg New York

Fachschwester – Fachpfleger

Innere Medizin – Intensivmedizin

Herausgeber: M. Alcock, P. Barth, K. D. Grosser, W. Nachtwey, G. A. Neuhaus, F. Praetorius, H. P. Schuster, M. Sucharowski, P. Wahl

S. M. Brooks
Fortbildung 1
Grundlagen des Wasser- und Elektrolythaushaltes

Deutsche Bearbeitung von H. P. Schuster, H. Lauer
Übersetzt aus dem Amerikanischen von G. Kaiser, M. Kaiser
1978. 27 Abbildungen, 13 Tabellen. XIII, 67 Seiten
DM 18,–; US $ 9.00
ISBN 3-540-08429-0

Der vorliegende Band beschreibt die physikalischen Grundlagen des Flüssigkeits-, Elektrolyt- und Säure-Basen-Haushaltes in kurzer und leicht verständlicher Form und gibt Richtlinien zur Infusionstherapie. – Er stellt die Grundlage für nachfolgende Bände dieser Reihe dar, über den zentralen Venendruck, den Blutgas- und Säure-Basen-Status sowie Diätetik und künstliche Ernährung.

Inhaltsübersicht: Wasser. – Ionen. – Osmolarität. – Wasserstoffionenkonzentration. – Störungen des Wasser-Elektrolyt-Säure-Basen-Haushaltes. – Therapeutische Prinzipien. – Infusionslösungen. – Praktische Anwendung. – Säugling und Kleinkind.

J. M. Krueger
Fortbildung 2
Überwachung des zentralen Venendrucks

Übersetzt aus dem Amerikanischen von G. Kaiser, M. Kaiser
1978. 80 Abbildungen. Etwa 50 Seiten
DM 9,80; US $ 4.90
ISBN 3-540-08574-2

Der vorliegende zweite Fortbildungsband der Reihe Fachschwester – Fachpfleger, Sektion „Innere Medizin und Intensivmedizin" behandelt in enger Anlehnung an die Rahmenrichtlinien der Fachschwesternausbildung in diesem Fachgebiet die Überwachung des zentralen Venendrucks. Nach einem einleitenden Kapitel über die Bedeutung des ZVD bei der Überwachung des Risikopatienten werden die zur Messung notwendigen Apparaturen und die entsprechenden Meßtechniken klar und übersichtlich dargestellt, anschaulich ergänzt durch präzise Abbildungen.

Inhaltsübersicht: Warum Bestimmung des zentralen Venendrucks. – Einführung Welche Voraussetzungen muß der Lernende erfüllen? – Lernziele – Instrumentarium: Venenkatheter. Manometer. Infusionssystem. Dreiweghahn. – Theoretische Grundlagen: Definition des zentralen Venendrucks. Beurteilung der Meßergebnisse. – Durchführung der Messung Prüfung des ZVD-Systems. Meßvorgang. Mögliche Fehlerquellen. – Weiterführende Literatur.

H. P. Schuster, H. Schönborn, H. Lauer
Fortbildung 3
Schock

ISBN 3-540-08736-2
Erscheint voraussichtlich Sommer 1978

Mengenpreis: Ab 20 Exemplare 20 % Nachlaß pro Exemplar

Preisänderungen vorbehalten

Springer-Verlag
Berlin Heidelberg New York

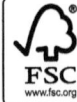

If you have any concerns about our products,
you can contact us on
ProductSafety@springernature.com

In case Publisher is established outside the EU,
the EU authorized representative is:
**Springer Nature Customer Service Center GmbH
Europaplatz 3, 69115 Heidelberg, Germany**

Printed by Libri Plureos GmbH
in Hamburg, Germany